影像诊断 快速入门 丛书

丛书主审 陈克敏 高剑波 沈 云

胸部
影像诊断

主 编 李 铭 李小虎 赵 伟

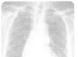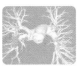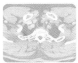

科学出版社

北 京

U0297927

内 容 简 介

本书系"影像诊断快速入门丛书"的一个分册。本书从胸部影像检查技术入手，详细介绍了胸部 X 线、CT、MRI 等常用检查方法的基本原理与临床应用。随后，通过简明扼要的文字与丰富的图像，系统阐述了胸部正常解剖结构、常见征象识别，以及先天畸形、感染、肺气肿、慢性阻塞性支气管炎、囊性病变、肿瘤、肺血液循环障碍、间质性肺疾病、气道病变、纵隔病变、胸壁及胸膜病变、膈肌病变等胸部疾病的影像表现与诊断思路。此外，本书还对胸部疾病人工智能诊断的新进展与未来趋势进行了展望，为读者提供了医学影像领域的前沿视野。

本书图文并茂、实践性强，可供广大影像科医师、呼吸科医师、心胸外科医师及相关专业的医学生阅读。

图书在版编目（CIP）数据

胸部影像诊断 / 李铭，李小虎，赵伟主编 . -- 北京：科学出版社，2025. 3. --（影像诊断快速入门丛书）. -- ISBN 978-7-03-080264-4

Ⅰ . R560.4

中国国家版本馆 CIP 数据核字第 20240VW183 号

责任编辑：马晓伟　许红霞 / 责任校对：刘　芳

责任印制：肖　兴 / 封面设计：有道文化

科学出版社 出版

北京东黄城根北街 16 号

邮政编码：100717

http://www.sciencep.com

北京汇瑞嘉合文化发展有限公司印刷

科学出版社发行　各地新华书店经销

*

2025 年 3 月第 一 版　开本：787×1092　1/32

2025 年 3 月第一次印刷　印张：5 3/4

字数：127 000

定价：54.00 元

（如有印装质量问题，我社负责调换）

"影像诊断快速入门丛书"编委会

《胸部影像诊断》
编者名单

主　　编　李　铭　李小虎　赵　伟

副主编　孙英丽　金　倞　仝德快　赵　韧

编　　者　（按姓氏笔画排序）

马伟玲　马庄宣　马宗晶　王　俊　王祥发

王雯芳　齐　琳　仝德快　孙英丽　李　骋

李　铭　李小虎　李晓舒　李得纯　杨　楠

束宏敏　束晶苇　吴若好　张　杨　陆金娟

陈　斌　陈武飞　陈海军　纵　然　林慧慧

金　倞　赵　伟　赵　韧　侯唯姝　柴帅帅

高　丰　崔　莹　谢玉海

编写单位　复旦大学附属华东医院

安徽医科大学第一附属医院

中南大学湘雅二医院

上海市老年医学中心

上海交通大学医学院附属胸科医院

东南大学附属中大医院

安徽省立医院

安徽省儿童医院

黑龙江省医院

嘉兴市第一医院

安庆市立医院

阜阳市人民医院

太和县人民医院

丛 书 序

　　在现代医学不断发展的浪潮中，医学影像技术日新月异，于临床诊断与治疗领域的关键作用愈发显著。作为现代医学不可或缺的重要组成部分，医学影像学已成功突破传统的解剖、形态及结构诊断的固有范畴，逐步演进为融合功能代谢、微环境与分子生物学特征的综合性影像评价体系。其在疾病的早期筛查、精准诊断、治疗方案的科学制订及预后评估等关键环节，均发挥着重要作用，为临床医疗实践筑牢了根基。

　　近年来，伴随社会环境的变迁及人们生活方式的改变，人均期望寿命的延长和老年人群比例的增加，各类疾病的发病率呈现出持续攀升的态势。在此背景下，X线、CT、MRI等影像技术已成为疾病诊治过程中的重要工具。尽管当下介绍影像技术及诊断的医学参考书籍繁多，从大型学术专著到简洁实用的临床手册不一而足，但对临床一线影像科医师，尤其是研究生、住院医师等低年资医师群体而言，兼具便携性、系统性与实用性的影像专科入门参考书籍仍显不足。此类书籍既要规避大型专著冗长繁杂、难以快速掌握要点的弊端，又要克服临床手册内容过于简略、无法深入理解知识的局限，同时还需高度重视疾病与影像之间及不同疾病之间的内在逻辑关联，从而切实满足初学者迅速掌握核心知识体系的迫切需求。

　　该丛书由国内医学影像学领域的众多专家组成的团队倾力打

造，各分册主编均为我国医学影像学界的中坚力量，拥有丰富的一线临床、教学及科研经验。作为广受好评的"CT快速入门丛书"的姊妹篇，"影像诊断快速入门丛书"应运而生。该丛书全面涵盖X线、CT、MRI等多种影像学技术，旨在帮助读者系统掌握影像诊断的核心知识。书中不仅深入解析影像特征，还特别注重疾病与影像表现之间的内在逻辑关联，以及不同疾病之间的影像鉴别要点，力求为初学者提供一条高效、系统的学习路径，助力其快速构建扎实的影像诊断体系。丛书特点体现在以下五方面：

1. 便携性与实用性并重　该丛书定位为"便携式影像诊断入门工具书"，专为影像专业学生、住院医师等低年资影像科医师设计，旨在解决初学者从理论学习向临床实践过渡的难题。丛书内容紧凑、语言精炼，采用条目化结构，便于读者快速查找和应用，特别适合在快节奏的临床环境中使用。

2. 系统全面，覆盖广泛　共涵盖头颈部、胸部、心血管系统、消化系统、泌尿生殖系统、淋巴系统、中枢神经系统及骨肌系统等八大系统的影像诊断内容，紧密结合临床实际，符合医院影像科的亚专业分组趋势。每分册通过典型病例、影像表现、鉴别诊断等模块，提炼临床经验，帮助读者快速形成清晰的诊断思路。特别增设了"淋巴分册"，系统梳理淋巴系统疾病的影像学特征，为国内该领域提供参考，尤其适合基层医院医生使用。

3. 紧跟前沿，技术多元　不仅涵盖了传统的X线、CT、MRI等影像技术，还融入了人工智能、多模态影像等前沿技术，帮助读者及时掌握学科的最新进展，推动影像学技术在临床实践中的创新与应用。

4. 病例导向，图文并茂 以临床病例为导向，巧妙结合真实临床病例与多种影像检查技术，图文并茂、深入浅出地阐述临床常见疾病的影像学表现，重点培养读者的临床综合思维能力与精准诊断能力。每分册均配有大量精选的典型影像图片，帮助读者直观理解影像特征。

5. 影像检查策略选择 丛书特别新增了影像检查策略选择等实用内容，帮助读者在面对不同疾病时，合理选择影像检查技术，进一步提升了该丛书的临床实用性和指导性。

该丛书的编写与出版，无疑是对医学影像学教育、临床培训及研究发展需求的积极且有力的响应。值此"影像诊断快速入门丛书"付梓之际，作为主审和丛书发起人，深感责任重大，亦倍感欣慰。在此，向所有参与该丛书编写工作并付出辛勤努力的专家们致以最诚挚的敬意与感谢。衷心期待该丛书能够成为受广大医学影像从业人员，尤其是初学者和低年资医师欢迎的助手，为临床诊断与治疗提供科学、精准的依据，为"健康中国"建设贡献坚实力量，为守护人民生命健康保驾护航。

陈克敏　高剑波　沈　云

2025 年 3 月

前　　言

在医学影像技术日新月异的今天，胸部疾病的影像诊断已成为临床决策的关键一环。然而，面对复杂的疾病种类与多变的影像征象，年轻医师及医学生往往难以迅速掌握诊断要点，临床实践中常有很多困惑。鉴于此，我们集合了多位具有丰富胸部疾病影像诊断经验的专家，共同编纂了《胸部影像诊断》一书，旨在为读者架起一座理论与实践之间的坚实桥梁。

本书基于典型病例，深度剖析胸部疾病的影像学特征与诊断逻辑，不仅融合了医学影像领域的最新研究成果与人工智能（AI）技术的最新进展，更融入了编者多年临床实践的宝贵经验。在内容设计上，力求做到条理清晰、重点突出，通过简明扼要的分析，帮助读者快速把握疾病的本质，提升诊断效率与准确性。本书内容系统、简明、实用，可作为胸部影像诊断入门指南，帮助读者快速掌握胸部影像诊断的基础知识及实践技能。

同时，我们深知批判性思维对于医学影像诊断的重要性，因此在书中特别强调了鉴别诊断的思路与方法，旨在培养读者的独立思考和综合分析能力。我们期望，通过本书的引导，读者能够在胸部疾病影像诊断的道路上更加自信，诊断愈加精准。

尽管我们已竭尽全力，但鉴于医学知识的浩瀚与编者水平的局限，书中难免存在疏漏与不足，我们诚挚邀请广大读者批评指正，以便本书内容不断完善。

复旦大学附属华东医院　李　铭

安徽医科大学第一附属医院　李小虎

中南大学湘雅二医院　赵　伟

目　　录

第一章

胸部疾病影像检查技术

第一节　胸部 X 线检查

胸部 X 线检查是一种常用的放射学检查方法，可用于评估心脏、肺部和胸膜的状况。利用这种检查可以诊断多种疾病，如肺炎、肺水肿、肺癌、肋骨骨折，以及心脏大小和形状的异常。胸部 X 线检查的主要拍摄角度通常包括正位（前后位）和侧位、双斜位。

一、胸部正侧位

1. 正位（前后位）

（1）位置和姿势：患者站立面向 X 线机成像板，胸部紧贴成像板。患者的双脚应分开站立，保持身体平衡。双臂举起或置于身体两侧，以减少对胸部图像的遮挡。

（2）呼吸指令：患者在深吸一口气后屏住呼吸。这样做可使肺内含气量增大，对比更鲜明，使肺野及肋骨更广泛地暴露于膈上，从而更容易得到清晰的图像。

（3）技术要点：为了减少图像的畸变，X 线束应垂直于胸部 X 线片并通过心脏中心。曝光应在最大吸气时进行，以确保肺部充分膨胀。

2. 侧位（通常指左侧位）

（1）位置和姿势：患者侧对 X 线机成像板站立，双手举过头顶或抱在头后，确保不遮挡胸部。通常要求患者将左侧紧贴 X 线机成像板，这样可以更好地评估心脏的结构和大小。

（2）呼吸指令：与正位一样，在深吸一口气后屏住呼吸。

（3）技术要点：确保 X 线束水平通过胸部中部。侧位胸部 X 线片有助于评估胸腔内的结构，特别是对于检测胸腔积液和显示心脏轮廓非常有用。

3. 注意事项

（1）防护：尽管胸部 X 线检查的辐射剂量相对较低，但仍需采取适当的防护措施，如用铅围裙保护腹部，特别是对于孕妇和儿童。

（2）质量控制：确保图像质量对诊断至关重要。操作人员需要检查图像的清晰度和曝光水平，必要时重新拍摄。

（3）临床信息：提供详细的临床信息有助于放射科医生更准确地解读图像。

二、胸部双斜位

斜位检查对于显示在正位或侧位图像中可能遗漏或不清晰的细节非常有帮助，尤其是在评估心脏、大血管、肺部及其周围结构方面。

1. 左前斜位（left anterior oblique，LAO）

（1）位置和姿势：患者采取站立或坐位，身体稍向右侧旋转，使身体冠状面与成像板形成大约 45° 角，左侧胸部靠近成像板，右侧胸部远离。

（2）技术要点：这个位置允许对左侧心脏结构、左心房、左心室及其周围区域进行更好的观察。同时还可以评估肺部的侧面和后部区域。

2. 右前斜位（right anterior oblique，RAO）

（1）位置和姿势：患者的位置与左前斜位相反，身体稍向左侧旋转，使身体冠状面与成像板形成大约45°角，右侧胸部靠近成像板，左侧胸部远离。

（2）技术要点：这个位置主要用于评估右侧心脏结构（如右心房和右心室）、大血管（如升主动脉和上腔静脉）及肺部的侧面和后部区域。

3. 注意事项

（1）呼吸指令：与正位和侧位检查一样，患者在深吸一口气后屏住呼吸。

（2）防护措施：即使在进行更复杂的成像时也应采取标准的辐射防护措施，如使用铅围裙保护敏感区域。

（3）图像评估：斜位检查提供的额外视角需要有经验的放射科医生来解读，以便于准确诊断。

（4）使用指征：虽然胸部双斜位X线检查提供了更多信息，但它通常是根据特定的临床需求进行的，而不是标准程序的一部分。医生会根据初步的正位和侧位检查结果及患者的具体病情来决定是否需要进行斜位检查。

（金　倞）

第二节　胸部CT检查

一、适应证与禁忌证

1. 适应证

（1）肺内病变：如良恶性肿瘤、结核、炎症等。

（2）纵隔病变：如肿瘤、肿大淋巴结、血管病变等。

（3）胸膜和胸壁病变：评估胸腔积液量和性质，以及胸膜增厚的范围与程度，鉴别包裹性气胸与胸膜下肺大疱，了解胸壁疾病的侵犯范围及肋骨和胸膜的关系，了解外伤后有无气胸、胸腔积液及肋骨骨折等征象。

（4）心脏与心包病变：明确心包积液、心包肥厚及钙化程度，鉴别心脏原发或继发肿瘤等。

（5）大血管病变：评估胸部大血管病变，能较好地显示病变的程度、范围及并发症。

2. 禁忌证

（1）有严重的心力衰竭、肝衰竭、肾衰竭的受检者不宜行增强检查。

（2）碘对比剂过敏的受检者不宜行增强检查。

（3）甲状腺功能亢进患者不宜行增强检查。

（4）妊娠期妇女应慎行 CT 检查。

二、相关准备与扫描方法

1. 相关准备

（1）认真阅读申请单。明确检查部位，了解检查目的和要求，对于检查目的、要求不清的申请单，应与临床医师核准确认。

（2）去除胸部所有金属物、饰物、外敷药物等，防止伪影产生。

（3）训练受检者呼吸与屏气。对于耳聋及不配合屏气的受检者，在病情许可的情况下，可训练陪同人员帮助受检者屏气。

（4）扫描中受检者体位须保持不动，婴幼儿及不配合的成人受检者应视情况给予镇静药物或用约束带固定。

（5）向受检者说明检查床移动和扫描室噪声属于正常情况，并告知扫描所需时间，以消除受检者的紧张心理。

（6）对甲状腺、性腺等部位进行必要的辐射防护。扫描过程需要陪同人员时应注意陪同人员的辐射防护。

（7）增强检查前，需了解受检者有无碘对比剂使用禁忌证，有无其他药物过敏史，有无肾毒性药物使用情况及有无哮喘等。签署对比剂过敏反应告知书。做好对比剂注入前的准备工作，建立外周静脉通道，并与高压注射器连接。

2.扫描体位与方法

（1）扫描体位：受检者常规取仰卧位，头先进，胸部正中矢状面垂直于扫描床平面并与床面长轴中线重合，双上肢自然上举抱头，若受检者上肢上举困难可自然置于身体两侧。对于驼背、不宜仰卧者，以及需对少量胸腔积液和胸膜增厚进行鉴别诊断等特殊情况可取侧卧位或俯卧位。

（2）扫描方法

1）定位像：常规扫描胸部前后位像。

2）呼吸方式：扫描时受检者需深吸气后屏气。

3）扫描范围：自胸廓入口下缘至双侧肾上腺水平。

4）扫描参数：常规胸部CT扫描采用螺旋扫描方式，扫描参数依据受检者具体情况而设置。对于呼吸困难、不能屏气者或者婴幼儿，扫描中应适当增大螺距，缩短扫描时间以减少运动伪影。

三、扫 描 技 术

1.肺部高分辨率CT（high resolution CT，HRCT）扫描　肺部HRCT是由Zerhouni于1985年首先提出的，基本技术要点是薄层扫描（0.6～2.0mm）、高分辨率算法重建和小视野（field of view，FOV）显示的成像方法。在肺部CT扫描中，HRCT是最能清晰显示正常肺部解剖和病理改变细节的影像手段。HRCT的有效空间分辨率达到0.3mm，因此在HRCT图像上支气管壁厚度在0.3mm以上，管径为2～3mm的支气管均能显示。同样，肺血管直径达0.3mm者也能显示。因此，肺部HRCT是检查评估急性或弥漫性呼吸系统疾病、肺弥漫性间质性病变或肺泡病变的有效手段。

（1）适应证：肺部弥漫性网状病变、肺囊性病变、结节状病变、气道病变及胸膜病变。

（2）扫描体位：受检者仰卧，双上肢自然上举抱头。

（3）呼吸方式：扫描时，受检者需深吸气后屏气。

（4）扫描方法

1）定位像：常规扫描胸部前后位像。

2）扫描范围：自肺尖至较低侧肋膈角下 2～3cm。

3）扫描参数：采用高管电压和高管电流扫描，即 140kV，140～210mAs。层厚为 0.6～1.0mm。图像重建采用高分辨率算法。

2. 胸部增强检查　对胸膜、纵隔病变及肺内实质性病灶的诊断及鉴别诊断具有重要意义。使用对比剂的主要目的是显示血管和评价病变的强化情况，可以明确纵隔病变与心脏大血管的关系，有助于病变的定位与定性诊断，尤其对良、恶性病变的鉴别诊断有较大的帮助。

（1）扫描体位：受检者仰卧，双上肢自然上举抱头。同胸部常规平扫体位。

（2）呼吸方式：扫描时受检者需深吸气后屏气。

（3）扫描方法

1）定位像：常规扫描胸部前后位。

2）扫描范围：自肺尖至较低侧肋膈角下 2～3cm。

3）扫描参数：设置同胸部平扫。静脉注射对比剂 60～70ml，注射速率一般为 2.5～4.0ml/s，扫描延迟时间从开始注射对比剂开始计时，动脉期扫描延迟时间为 25～30s，静脉期为 55～65s。

3. 胸部低剂量 CT 检查　随着 CT 检查的广泛应用，辐射剂量及其潜在致癌作用越来越受到关注。调查显示，2006 年美国人群中人均接受的平均有效辐射剂量为 6.2mSv，约是 1980 年 3.6mSv 的两倍。医疗辐射对人群的总有效辐射剂量的占比亦从 1980 年的 15% 上升至 2006 年的 48%，其中 CT 所占比例最大。现在低剂量扫描已广泛应用于胸部疾病的筛查，并且大幅度降低了辐射剂量。目前主要通过各种低剂量技术和优化扫描参数，如管电流、管电压等，达到降低辐射剂量的同时保证图像质量的目的。

为了减少受检者不必要的辐射，婴幼儿、少年儿童胸部 CT 扫描应采用儿童模式或者低剂量扫描。

四、胸部 CT 图像重建与后处理

1. 重建技术　胸部 CT 扫描图像常规选用 1 ～ 5mm 层厚重建。当需要进行多平面重组（multi-planar reconstruction，MPR）、体积重建（volume rendering，VR）等后处理时，需采用薄层重建。通常选用 0.6 ～ 2.0mm 层厚，重建间隔为 0.5 ～ 2.0mm，以多重叠方式完成重建。

2. 重组技术　MPR 可以在任何一个平面方向显示，也可以以曲面重建（curved planar reconstruction，CPR）方式显示，或者进行拉直显示。MPR 方法简单、快捷，可较好地显示胸部器官病变复杂的解剖关系，有利于病变的准确定位，常作为横断位图像的重要补充。胸部 CT 扫描图像通常以 1 ～ 2mm 层厚进行 MPR。表面遮盖显示（surface shaded display，SSD）可用于支气管、血管及肿瘤表面形态的显示等，空间立体感强，解剖关系清晰，有利于病灶的定位。最大密度投影（maximum intensity projection，MIP）可清楚地显示胸部血管管壁的钙化斑块，以及血管和食管内支架等情况。最小密度投影（minimum intensity projection，MinIP）主要用于气管、支气管结构与病灶的显示。

（李　骋）

第三节 胸部 MRI 检查

胸部磁共振成像（magnetic resonance imaging，MRI）是一种使用强磁场和无线电波信号来获取胸部结构详细图像的先进诊断技术。与 X 线或 CT 检查相比，MRI 检查无辐射，对于观察软组织结构具有特别的优势。胸部 MRI 能够提供心脏、血管、肺部、胸壁及纵隔等胸部组织的高分辨率图像，对于诊断各种胸部疾病、心脏病、血管异常，以及评估肿瘤的性质和范围等具有重要价值。

一、肺 部 MRI

虽然肺部 MRI 通常不如 CT 清晰，但特定序列和技术（如超短回波时间序列）能够提供有关肺部病变的有用信息。

1. 成像序列和技术

（1）T_2 加权成像：由于肺部组织和空气之间自然形成的高对比度，T_2 加权序列对于肺部液体和病变的检测特别有用。

（2）质子密度加权成像：这种序列可以提高肺部结构的可视化，尤其是在评估肺实质病变时。

（3）超短回波时间（ultrashort echo time，UTE）序列：UTE 技术能够捕获到极短的信号衰减时间，尤其适用于对肺部这种含气量极高的组织进行成像。

（4）呼吸门控技术：考虑到呼吸运动对肺部 MRI 的影响，采用呼吸门控技术可以显著提高图像质量。

（5）动态成像：动态肺部 MRI 可以评估肺部通气和血流动力学，对诊断某些肺部功能障碍非常有用。

（6）对比剂增强成像：增强胸部 MRI 检查是一种通过静脉注射对比剂来提高图像对比度的磁共振成像技术。这种技术特别适用于评估胸部的血管结构、肿瘤特性及炎症等。对比剂主要是基于钆对比剂，该对比剂在体内的分布和清除方式可以反映有关组织的血液供应和血管通透性的重要信息。

2. 应用

（1）肺结节和肺癌：肺部 MRI 可以用于检测和评估肺部结节与肺癌，尤其适用于无法接受 CT 扫描或需无辐射替代方案的患者。增强 MRI 可分析肿瘤在注射对比剂后的吸收和清除模式，有助于区分病灶的良恶性，以及评估病灶或肿瘤的血管生成活性。

（2）间质性肺疾病：MRI 能够提供有关肺纤维化和其他间质性肺疾病的信息，有助于疾病的早期诊断和进展监测。

（3）肺部感染和炎症：MRI 能够识别肺部感染和炎症，如肺炎和肺结核等。

（4）肺血管疾病：如肺动脉高压和肺栓塞等，可通过 MRI 实现无辐射的肺血管系统评估。

3. 注意事项

（1）图像质量：尽管技术进步提高了肺部 MRI 的可行性，但肺部含气量高和自然对比度低的特性可能导致其图像质量不及其他组织的 MRI 或 CT 图像。

（2）检查时间：肺部 MRI 的检查时间较长，对患者的耐心和配合度有一定要求。

（3）特殊情况：对于含有金属植入物的患者，需要特别注意 MRI 的禁忌证。

（4）增强检查禁忌证：如钆对比剂过敏患者或其他药物过敏反应严重者，以及严重肾功能不全、甲状腺功能亢进、哮喘、严重心功能不全、心房颤动、多发性骨髓瘤、恶病质、重度脑动脉硬化及脑血管痉挛、急性胰腺炎、急性血栓性静脉炎和其他严重病变的患者。

二、心脏磁共振成像

心脏磁共振成像（cardiac MRI，CMR）利用磁场和无线电波获取心脏及其周围血管的高分辨率图像。CMR 能够提供心脏结构、功能、血流动力学及组织特性的详细信息，包括心室体积、心肌质地、瓣膜病变等，对于心脏病的诊断和治疗评估非常有价值。CMR 也可以进行心肌灌注成像和心肌活力评估。

1. 准备阶段

（1）个人物品：患者需要去除身上所有可能干扰 MRI 扫描的金属物品。

（2）体位：患者平躺在 MRI 检查床上，双手放在身体两侧或头部。

（3）静脉通路：为可能需要使用对比剂注射的患者建立静脉通路。

（4）心电图（electrocardiogram，ECG）电极：放置 ECG 电极以监测心率，因为大部分心脏 MRI 序列需要与心脏周期同步。

2. 成像技术

（1）心脏周期同步：CMR 通常使用 ECG 同步技术，以便在心脏特定的周期捕捉图像，减少由于心脏跳动造成的模糊。

（2）呼吸门控技术：为了减少呼吸运动的影响，可能会采用呼吸门控技术或要求患者在短暂屏息期间进行扫描。

3. 扫描序列

（1）T_1 和 T_2 加权成像：用于评估心脏组织的基本结构和水分含量。

（2）Cine MRI：捕捉心脏活动的动态图像，评估心脏室壁运动和泵血功能。

（3）血流动力学成像：包括相位对比成像，用于量化血流速度和方向。

（4）心脏造影：通过对比剂（如钆对比剂）增强成像，评估心脏及大血管的解剖结构和病理变化。

（5）延迟增强成像：在注射对比剂后一段时间内进行，用于检测心肌瘢痕或纤维化。

4.应用

（1）心脏结构和功能评估：CMR可用于评估心室体积、心室壁厚度、泵血功能（射血分数）等。

（2）心肌病变：包括心肌炎、心肌缺血、心肌纤维化等检测。

（3）心脏负荷测试：通过药物诱导的心脏应激反应，评估心肌灌注和功能。

（4）先天性心脏病和心脏大血管疾病：详细描绘心脏解剖结构，评估先天性和获得性心脏疾病。

5.注意事项

（1）患者要求：心脏MRI扫描可能需要较长时间（通常30分钟到1小时），在此期间，患者需要保持平静且尽量不动。

（2）禁忌证：包括体内装有某些类型的心脏起搏器和植入的金属物。尽管现有一些MRI兼容的心脏装置，但仍需在使用前详细评估设备的兼容性和患者的具体情况。

（3）过敏反应：在使用对比剂前，应对患者进行过敏史评估，并在有需要时监测肾功能。

CMR是一种复杂但极具诊断价值的技术，其提供了深入了解心脏疾病的独特视角。正确应用并结合其他临床信息，CMR可以极大地提高心脏疾病的诊断准确性，优化治疗方案。

三、磁共振血管成像

胸部磁共振血管成像（magnetic resonance angiography，MRA）是一种专门用于评估胸部区域血管的非侵入性磁共振成像技术。MRA利用强磁场和无线电波信号产生血管内和周围组织的高分辨率图像。MRA特别适用于检测和评估主动脉（如主动脉夹层）、肺动脉及冠状动脉等胸部大血管的病变。

1.准备阶段

（1）穿戴：患者需要去除身上所有金属物品，以防干扰成像过程或因磁场作用而导致伤害。

（2）评估与筛选：患者在接受 MRA 检查前需进行详细的医疗评估，包括询问是否有任何 MRI 禁忌证（如体内是否装有某些类型的金属植入物或心脏起搏器等）。

（3）静脉通路：如果使用对比剂，需要为患者建立静脉通路。

2. 成像技术

（1）无对比剂 MRA 技术：即一类无须借助对比剂便可实现血管成像的技术，如时间飞行（time-of-flight，TOF）MRA 和相位对比（phase contrast）MRA。这些技术通过捕捉血流经过特定区域时的自然对比信号来成像。

（2）有对比剂 MRA 技术：常见的是使用基于钆的对比剂进行 MRA 检查，以提高血管与周围组织的对比度。对比剂通过静脉注射后，可以显著增强血管结构的图像质量。

3. 扫描过程

（1）心脏同步：在进行胸部血管成像，尤其是在冠状动脉成像时，可以采用心脏同步技术以减少由心脏跳动引起的图像模糊。

（2）呼吸门控：为了减少呼吸运动的影响，可以采用呼吸门控技术或指导患者在特定时间内屏息。

4. 应用

（1）主动脉疾病：MRA 可用于评估主动脉夹层、主动脉瘤和主动脉狭窄等疾病。

（2）肺动脉疾病：用于检测肺栓塞、肺动脉高压等。

（3）冠状动脉评估：虽然冠状动脉 MRA 在分辨率和速度方面尚不如冠状动脉 CT 血管成像，但对于某些患者（如对碘对比剂过敏者）是一个可选的替代方法。

（4）静脉系统：评估上腔静脉和下腔静脉等大静脉的情况，如静脉血栓。

5. 注意事项

（1）过敏反应：尽管罕见，但注射基于钆的对比剂仍可能发生过敏反应，进行 MRA 前需要对患者进行过敏史评估。

（2）肾功能：使用基于钆的对比剂前应评估肾功能，因为在肾功能不全患者中使用某些对比剂可能会增加罕见但严重的副作用风险。

（3）患者要求：胸部 MRA 可能需要患者在 MRI 机内保持一段时间的静止，对患者的配合度有一定要求。

（金　惊）

第二章

胸部影像入门基础

第一节　正常肺部解剖

一、次级肺小叶及腺泡

次级肺小叶（secondary pulmonary lobule，SPL）是以结缔组织间隔为边界的最小肺单位，也是肺结构和功能的基本单位。每一个细支气管或 3～5 个终末细支气管，连同其各级分支，包括细支气管、终末细支气管、呼吸性细支气管、肺泡管、肺泡囊等，以及分支末端的肺泡构成一个肺小叶。形态上呈不规则的多边形，大多数直径为 1～2.5cm，由 5～15 个肺腺泡组成。肺小叶可分为小叶间隔及相连的胸膜下间质、小叶核心结构、小叶实质及腺泡三部分，次级肺小叶结构详见图 2-1。

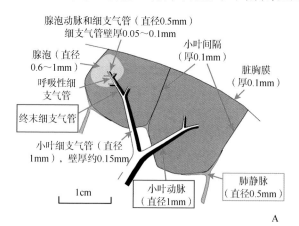

A

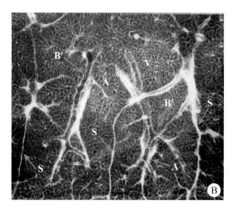

图 2-1　肺小叶结构示意图

A. 小叶动脉（红色框）和末端支气管位于中央，静脉（蓝色框）在小叶间隔内穿行。
B. 小叶 1mm 薄层标本，可见小叶间隔（S）、细支气管（B′）、伴行的肺动脉（A）及走行于小叶间隔边缘的肺静脉（V）［引自 Webb WR. Thin-section CT of the secondary pulmonary lobule：anatomy and the image--the 2004 Fleischner lecture.Radiology，2006，239（2）：322-338.］

1. 小叶间隔及相连的胸膜下间质　构成肺小叶的边界，主要由结缔组织组成，这些结缔组织主要来自胸膜基质。小叶间隔在肺的各个部分发育程度不等，一般沿肺肋面、纵隔面和膈面发育较好，胸膜下小叶间隔厚度可达 0.1mm，靠近肺中心区的小叶间隔发育较差，以致很少见到肺小叶的完整轮廓。肺小叶静脉和大的淋巴管位于小叶间隔内，静脉的直径约为 0.5mm。

2. 小叶核心结构　由支配小叶的细支气管（或终末细支气管）、小动脉、淋巴管及一些起支持作用的结缔组织构成。次级肺小叶淋巴系统有两种：一种是沿着支气管血管束向小叶中心延伸的中央淋巴系统；另一种是位于小叶间隔内沿胸膜内层分布的外围淋巴系统。

3. 小叶实质和肺腺泡　肺腺泡定义为终末细支气管（最末端的纯粹传导性气道）远端的肺组织，由一级呼吸性细支气管或细支气管供应，由于呼吸性细支气管是最大的管壁上有肺泡的气道，因此腺泡是所有气道中参与气体交换的最大肺单位。腺泡直径范围常为6～10mm。

【正常 SPL 表现】

1. 气道　由于小支气管直径约 0.7mm，支气管管壁一般为气道直径的 1/10～1/6，因此其厚度不到 0.1mm（在 HRCT 上人眼的分辨率大约为 0.1mm，所以一般分辨不出小叶支气管）。但是一般小叶细支气管伴随小动脉，所以可推测出小叶细支气管的大致位置。

2. 动脉　位于 SPL 的中央，直径约 1mm，HRCT 上表现为在 SPL 的中央或脏胸膜下 1cm 内的线状或点状影。

3. 静脉　HRCT 上一般看不到，偶可在小叶间隔内看到。

4. 小叶间隔　HRCT 上基本看不到，如果看到 SPL 外周肺静脉可以推断出间隔的位置。

二、肺　间　质

肺间质是指由纤维结缔组织构成的框架结构，包括各级支气管和血管周围、小叶间隔、胸膜下和沿肺泡壁分布的纤维结缔组织，它支撑着肺的结构并参与气体交换过程。肺间质包含大量的血管、神经及淋巴系统，是维持肺正常功能不可或缺的组成部分。

肺间质包括 3 个部分：中轴纤维系统、周围纤维系统和间隔纤维组织（**图 2-2**）。

1. 中轴纤维系统　包括支气管血管周围间质和小叶中心间质。支气管血管周围间质是围绕支气管和肺动脉的纤维系统，从肺门一直延伸到肺泡管和肺泡囊。进入次级肺小叶后，包绕小叶中心支气管和肺动脉的间质，以及小叶中心间质。

2. 周围纤维系统　包括胸膜下间质和小叶间隔。正常人 CT 图像无法显示。胸膜下间质位于脏胸膜下，以纤维囊包裹肺组织，从该处结缔组织间隔穿入肺实质，小叶间隔把肺组织分隔成次级肺小叶。

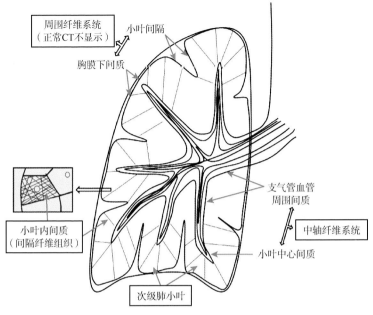

图 2-2 肺间质示意图（肺血管省略）

3. 间隔纤维组织 属于小叶内间质的范畴，是构成肺泡壁上的纤维组织网眼，也是小叶中心间质、小叶间隔及胸膜下间质之间的桥梁。

（马宗晶 柴帅帅）

第二节 肺部常见征象的识别

一、肺实变和磨玻璃密度影

（一）实变影

【病例】

患者，女，57岁，发热、咳嗽、乏力，伴活动后气促（图2-3）。

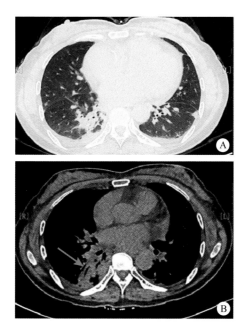

图 2-3 肺实变

A. 肺窗示右肺下叶多发片状密度增高影（箭头），边缘模糊，局部肺体积无变化；
B. 纵隔窗示实变灶内可见支气管气相（箭头）

【临床概述】

肺实变是指终末细支气管以远的含气腔隙内的气体被病理性液体、细胞或组织所替代的影像形态。累及范围可为肺叶、肺段、小叶或腺泡。常见的病理改变为炎性渗出、肺出血、肺水肿、肉芽组织或肿瘤组织等。肺泡内的填充物可经过肺泡孔向邻近肺泡蔓延，病变区与正常肺组织间无截然分界，呈逐渐移行改变。

【影像表现】

1. X 线表现 边界不清或边缘毛糙的密度增高影。

2. CT 表现

（1）形态、大小不一的均匀致密影，可为腺泡结节影、边缘模糊的斑片影、肺段或肺叶分布的均匀致密影、蝶翼状分布的大片影，其中支气管血管束因被湮没而不能显示。

（2）实变的肺组织密度均匀，边界多不清楚，累及叶间裂时可清晰显示叶间裂。

（3）小范围的肺实变密度通常较均匀，大范围的肺实变内常见空气支气管征。

（4）可跨肺段分布。

（5）不伴有肺体积的缩小。

【知识拓展】

肺实变与肺不张都可以表现为肺密度均匀增高，但肺实变通常不伴有肺容积的缩小，在影像学上没有邻近结构向病变方向的明显移位，气管血管束形态、走行是否自然是肺实变与肺不张相鉴别的关键点。

（二）磨玻璃影

【病例】

患者，女，41岁，发热、咳嗽3天（图2-4）。

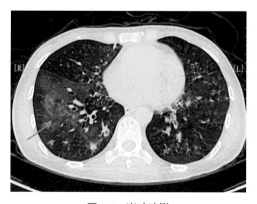

图 2-4　磨玻璃影

右肺下叶见片状磨玻璃影（箭头）

【临床概述】

出现磨玻璃影的原因可能为渗出液、漏出液、脂质蛋白、血液或肿瘤等填充肺泡。

【影像表现】

薄层 CT 肺窗上表现为片状、斑片状高密度影，病灶内血管和支气管纹理未被掩盖。纵隔窗上，病灶往往不能显示或仅能显示磨玻璃影病灶内的实性成分，可分为弥漫性或局限性，呈叶、段、全小叶型或小叶中心型分布，边界清晰或模糊。

【知识拓展】

1. 有急性症状、肺内发现磨玻璃影病灶的患者　最常见的病因包括：①感染，尤其是非特异性感染，如病毒性肺炎、肺孢子菌肺炎（PJP）和不典型细菌感染（如军团菌感染、支原体肺炎和衣原体肺炎）；②肺水肿；③急性肺损伤；④肺出血；⑤误吸；⑥其他病因包括过敏性肺炎的急性期和急性嗜酸性粒细胞肺炎。

2. 磨玻璃影伴持续性症状　可能的病因包括过敏性肺炎、非特异性间质性肺炎、滤泡性细支气管炎、机化性肺炎、结节病和肺泡蛋白沉积症等。

二、结节及肿块

【病例】

病例一　患者，男，77 岁，咳嗽、胸痛 1 月余。图 2-5A 示右肺下叶胸膜下结节，边缘可见少许毛刺。

病例二　患者，男，86 岁，发热伴腹泻、咳嗽 2 天。图 2-5B 示左肺上叶肿块，边缘可见多发毛刺，邻近胸膜牵拉。

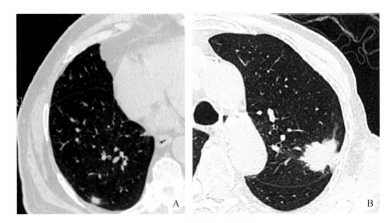

图 2-5 肺结节及肺肿块

A.肺结节；B.肺肿块

【临床概述】

肺结节是指平均直径≤ 30mm、类圆形、密度增高的病灶，可单发或多发。直径＜ 6mm 的结节称为微结节。直径＞ 30mm 的结节称为肿块。

【影像表现】

（1）肺内球形高密度或稍高密度病灶。

（2）形态不一，可呈圆形、类圆形、不规则形、分叶状。边缘光滑或不光滑，可见不规则毛刺或棘状突起。

（3）病灶密度均匀或不均匀，含有更低密度坏死影，或含有脂肪、钙化等，对病变的鉴别诊断具有意义。

（4）大小从数毫米至 3cm 以上，肿块或结节的体积及动态变化情况对病灶的良恶性判定均有意义。

（5）病灶周围伴或不伴其他小病灶（卫星灶）。

【知识拓展】

1. 根据密度不同分类　将结节分为纯磨玻璃密度结节、混合密度结节和实性结节（**图 2-6**）。

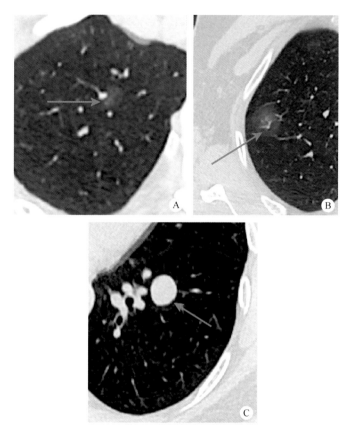

图 2-6 不同结节的影像表现

A.纯磨玻璃密度结节；B.混合密度结节；C.实性结节

2. 弥漫性肺结节的分布

（1）淋巴管分布：邻近胸廓和叶间胸膜表面的结节。病变有继发融合、纤维化的趋势。常见于累及淋巴组织的疾病：结节病、癌性淋巴管炎、肺尘埃沉着病、淋巴组织增生病、淀粉样变性疾病。

（2）随机分布：此分布与次级肺小叶没有明显的关系，在小叶中心可见，同时又与小叶间隔和脏胸膜相连。通常为血源性病变。

常见疾病：血源性转移瘤、血行播散型肺结核、血行播散性真菌感染。

（3）小叶中心分布：结节主要位于次级肺小叶中心区域。主要见于累及小叶中心的细支气管、动脉和淋巴管的疾病，疾病谱广泛，但小呼吸道病变是小叶中心性结节的最常见原因。

三、线影及网格影

【病例】

患者，女，54 岁，反复咳嗽 1 个月（图 2-7）。

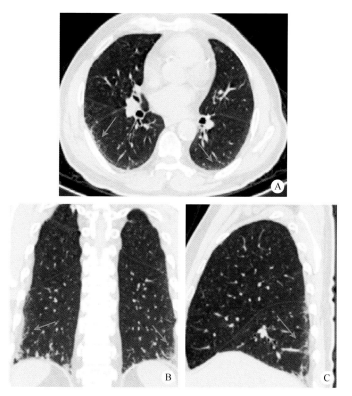

图 2-7　条索状影及网格影

A. 横断位；B. 冠状位；C. 矢状位。示双肺胸膜下多发条索状影及网格影（箭头）

【临床概述】

线影及网格影多见于慢性支气管炎、特发性肺纤维化、结缔组织病、癌性淋巴管炎、肺尘埃沉着病及间质性肺水肿等。病理改变主要为渗出或漏出、炎症细胞或肿瘤细胞浸润、纤维结缔组织或肉芽组织增生等。

【影像表现】

线影是指小叶间隔增厚，形成小叶间隔线，即克氏线，在肺野内呈异常线状阴影。线影主要分为三类，即 A 线、B 线及 C 线。① A 线表现为指向肺门的较为平直的致密线影，呈水平走行，长度为 2 ～ 4cm，宽度为 0.5 ～ 1mm，多见于上肺野；② B 线是克氏线中最常见的，表现为较短且不分叉的致密线影，长不超过 2cm，宽不超过 1mm，多见于两下肺野外带，与胸膜平行；③ C 线少见，表现为细小的线状影，可沿任何方向走行，相互交织呈网状影，多见于下肺野。

网格影由线状、条状或带状阴影交织而成。①小叶间隔增厚：HRCT 表现为垂直于胸膜面的长约 1cm、厚 1 ～ 2mm 的细线影，相邻的细线可形成多边形，常见于间质性肺水肿、癌性淋巴管炎等；②小叶内间隔增厚：HRCT 表现为小叶内不规则细网线影，网线相互间隔 1mm，伴或不伴小叶间隔增厚，呈细小网格状改变，多见于两肺基底部的外周区域，常见于特发性间质性肺炎、结缔组织病肺部浸润等；③小叶中心增粗：HRCT 表现为小叶内核的数量增多和直径增粗，且外缘有细长毛刺样影，常见于癌性淋巴管炎、结节病等。

四、肺　不　张

【病例】

病例一　患者，男，65 岁，左侧胸痛伴咳嗽、咳痰 3 天（图 2-8）。

病例二　患者，女，67 岁，咳嗽、咳黄痰 4 天（图 2-9）。

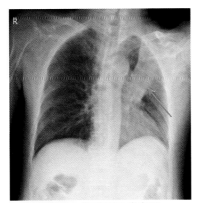

图 2-8　肺不张 X 线表现

胸部正位 X 线片示左中上肺野三角形密度增高影，尖端指向左肺门（箭头）

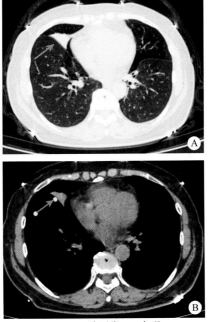

图 2-9　肺不张 CT 表现

CT 肺窗（A）及纵隔窗（B）示右肺中叶部分密度增高影，右肺中叶体积减小（箭头）

【临床概述】

肺不张是指由各种原因导致的一个或多个肺段或肺叶结构发生塌陷，导致肺的含气量减少，影响气体交换。病情较轻者可无明显不适，随着病情发展，可出现胸痛、呼吸困难、发绀等症状。病变区域叩诊呈浊音或实音，呼吸音减弱，患侧胸廓塌陷，气管和心脏可偏向患侧。

根据病理生理机制，肺不张的分类见**表2-1**。

表2-1 肺不张分类

肺不张分类	病理生理机制	示例
阻塞性肺不张	中央支气管阻塞	肿瘤、炎症、左心房增大、吸入异物
粘连性肺不张	表面活性物质缺乏	新生儿透明膜病、肺栓塞
被动性肺不张	气胸、胸腔积液	气胸、胸腔积液、膈疝、胸膜肿瘤
压迫性肺不张	邻近肿块及横膈升高	肺肿瘤、弥漫性间质性疾病、邻近组织过度充气
瘢痕性肺不张	肺纤维化	肺结核、硅沉着病、特发性肺纤维化
迁移性肺不张、盘状肺不张、圆形肺不张	其他	

【影像表现】

肺不张的影像表现主要为受累肺叶的密度增加，体积变小。不张的肺叶显示为高密度影，这是肺叶内分泌物和液体潴留及气体减少共同作用的结果。体积缩小的直接征象是叶间裂、肺血管及支气管的移位，肺不张病变严重时还可导致同侧膈肌上抬、纵隔向病变侧移位及肺不张周围出现代偿性肺气肿等间接征象。

【知识拓展】

1. 反S征 叶间裂呈倒S形，是肺门区的肿块与肺不张共同作用的结果，表现为肺门区肿块的局限性突出及相应外侧肺不张组织收缩凹陷。

2. 气镰征　是左肺上叶不张的典型征象。由于同侧肺下叶背段过度膨胀，占据纵隔及肺炎和不张肺上叶之间的空间，从而显示为纵隔旁透明带。CT 上可显示纵隔旁的镰状充气肺组织，这是由于肺上叶不张呈楔形改变，前移的肺下叶背段受斜裂及肺门结构的限制，呈 V 形改变。

3. 膈上尖峰征　是判断肺上叶不张（或右肺上叶不张合并中叶不张）的一个辅助征象，指的是膈顶最高点出现的小三角形致密影，这是不张肺上叶前段体积缩小并引起下副裂牵拉移位所致。

不同肺叶不张的 CT 表现：

1. 右肺上叶不张　三角形软组织密度影，尖端指向肺门，边缘清晰，为上移的水平裂及代偿膨胀的中叶，后内缘为斜裂及代偿膨胀的下叶。

2. 左肺上叶不张　边缘平直的软组织密度影，边界清晰，后缘为向前移位的斜裂，后方为代偿膨胀的左下叶背段。

3. 右肺中叶不张　右心缘旁三角形软组织密度影，尖端指向外侧，前缘为向下内方移位的水平裂，前方为代偿膨胀的上叶，后缘为向前内方移位的斜裂，后方为代偿膨胀的下叶。

4. 双肺下叶不张　脊柱旁的三角形软组织密度影，尖端指向肺门，前外缘锐利，由斜裂构成。

五、肺内空洞与空腔

【病例】

病例一　患者，男，75 岁，咳嗽（图 2-10A）。

病例二　患者，女，72 岁，咳嗽（图 2-10B）。

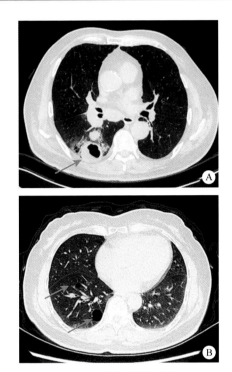

图 2-10　肺内空洞与空腔

A. 右下肺偏心性厚壁空洞（箭头），周围可见一分叶结节及斑片状模糊影；B. 右肺下
叶见一薄壁肺气囊及一泡性气肿影（箭头）

【临床概述】

1. 空洞　病变内发生坏死，坏死组织液化后经支气管排出形成的腔隙，位于肺实变、肿块或结节内，可以有气液平面。常见病变包括肺脓肿、肺结核、肺癌，少见于肺真菌性感染、空洞性肺转移、韦格纳肉芽肿病、叶内型肺隔离症伴重叠感染等。

2. 空腔　多为生理性腔隙的异常扩大。常见病变包括肺大疱、支气管扩张、先天性肺囊肿和肺气囊，少见于淋巴管肌瘤病、朗格汉斯细胞组织细胞增生症等。

【影像表现】

1.空洞的影像表现

（1）虫蚀样空洞：为大片坏死组织内形成的空洞，边缘不规则，多见于干酪性肺炎。

（2）薄壁空洞：洞壁厚度小于3mm，呈圆形、椭圆形或不规则的环形，多见于肺结核及肺脓肿。

（3）厚壁空洞：洞壁厚度大于3mm，空洞周围多有高密度的实变，内壁光滑或不规则。可见于肺脓肿、肺结核及周围型肺癌。

2.空腔的影像表现　薄壁，边界清楚，含有气体或液体的病灶，直径1cm或更大。合并感染时可见气液平面，空腔周围亦可见实变影。

六、肺间质病变

【病例】

病例一　患者，女，77岁，咳嗽伴气喘半月余（**图2-11A**）。

病例二　患者，男，77岁，无明显不适（**图2-11B**）。

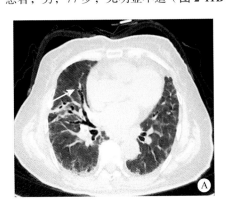

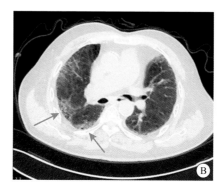

图 2-11　肺间质病变

A、B 均为 CT 平扫肺窗。A.两肺见多发磨玻璃斑片状影、牵拉性支气管扩张（箭头）、网格影，胸膜下散在网格影。B.两肺胸膜下多发蜂窝状改变（箭头）

【临床概述】

间质性病变在病理上表现为间质内成纤维细胞增生、胶原蛋白沉积、正常间质组织破坏，最终间质纤维化。这是一个漫长的过程，其结果是肺间质破坏，小动脉、小静脉扭曲，肺泡表面的毛细血管通透性降低，换气功能障碍，肺动脉高压。HRCT 是评估和诊断间质性肺疾病的首选成像方法。

【影像表现】

1. 肺小叶间隔增厚　与胸膜垂直的线状影像，长 2cm，可连接形成多角形，可见于间质性肺炎、石棉沉着病和过敏性肺炎（**图 2-12A**、**图 2-13**）。

2. 肺小叶内间质增厚　表现为细线状及细网状影，可引起胸膜及支气管血管束呈毛糙形态。

3. 支气管血管束异常　粗细不均、边缘毛糙及小结节（**图 2-13**）。

4. 胸膜下弧线影　与胸膜平行的线形影像，位于胸膜下 1cm 以内。

5. 蜂窝状改变　密集的多发性囊腔，直径 3～10mm，相邻囊腔有共同的囊壁，蜂窝区正常肺结构消失。此特征是肺间质纤维化的诊断指征，提示病变已进入不可逆阶段（图 2-12B）。

6. 牵拉性支气管扩张　支气管管状或囊状扩张，管壁不规则，管腔粗细不均。

7. 磨玻璃样密度　肺内出现淡薄的密度稍高影，边界模糊，不会遮盖支气管血管束。

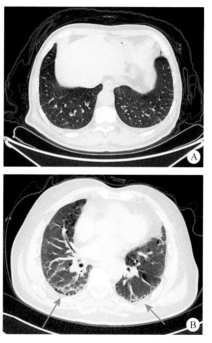

图 2-12　肺间质病变

A. 可见两肺下叶胸膜下小叶间隔增厚；B. 右肺下叶胸膜下可见蜂窝状改变（箭头）

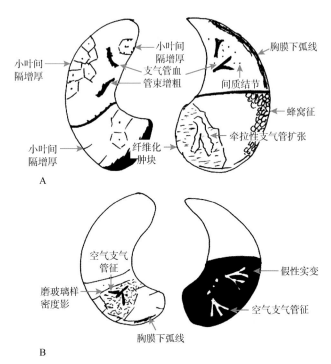

图 2-13　肺间质病变示意图

【知识拓展】

不同间质病变模式的常见疾病见**表 2-2**。

表 2-2　不同间质病变模式的常见疾病

间质病变模式	常见疾病
结节或网状、结节影	结节病、淋巴管转移癌
线状或网状影	特发性肺纤维化、其他特发性肺间质性肺炎
蜂窝影	淋巴管肌瘤病、成人朗格汉斯细胞组织细胞增生症
磨玻璃样密度影	肺泡蛋白沉着症

（杨　楠　束宏敏　吴若妤）

第三章

肺部先天畸形

第一节　肺隔离症

【病例】

患者，女，36岁，阵发性咳嗽（图3-1）。

【临床概述】

（1）肺隔离症（pulmonary sequestration，PS）是一类少见的、由体循环供血的先天性发育畸形，系因胚胎肺组织与正常支气管肺组织出现隔离，一部分肺组织由体循环发出异常分支动脉供血且无肺功能。

（2）根据隔离肺组织与正常肺组织之间有无完整胸膜分隔，分为肺叶内型和肺叶外型（图3-2），以肺叶内型较为多见。

（3）肺隔离症患者临床表现多样，主要为咳嗽、咳痰、痰中带血、发热等一般呼吸道疾病症状，无明显特异性。

【影像表现】

1. X线表现

（1）肺叶内型：通常表现为下叶后基底段圆形或椭圆形致密影，而少数情况下可呈现分叶状或三角形，密度均匀，边缘清楚，下缘多与膈肌相连。合并感染时，病灶与邻近支气管相通，形成单发或多发含气囊腔，病灶可增大且边缘模糊，经抗感染治疗后病变可缩小，边缘变清晰，也可因纤维化而形成向外牵拉的尖角，但病变不消失。

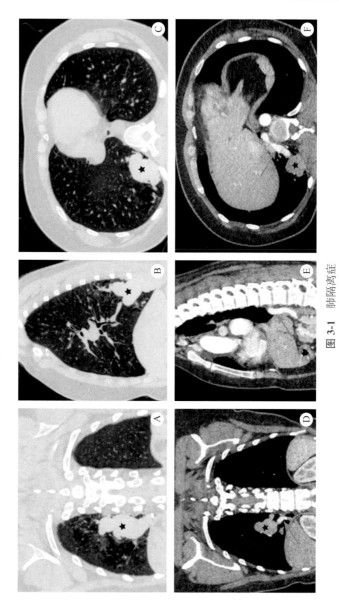

图 3-1 肺隔离症

A. 平扫冠状位肺窗；B. 平扫矢状位肺窗；C. 平扫横断位肺窗；D. 增强冠状位纵隔窗；E. 增强矢状位纵隔窗；F. 增强横断位纵隔窗。右肺下叶胸膜下不规则软组织团块，呈串珠状软组织团块（星号），增强扫描可见起自腹主动脉（箭头）的供血动脉、血管增粗、迂曲

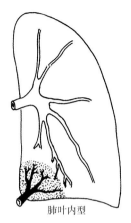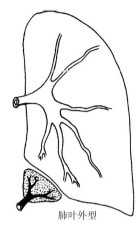

肺叶内型　　　　　　　　　　　肺叶外型

图 3-2　肺隔离症分型

（2）肺叶外型：表现为肺下叶与横膈间的软组织密度影，通常密度均匀。

2. CT 表现

（1）肺叶内型：表现为膈上区肺下叶基底部脊柱旁软组织密度影，密度不均，典型者呈蜂窝状，有时可见气液平面，少数见斑点状钙化。如伴发感染，病灶可呈脓肿样改变，边缘模糊不清。

（2）肺叶外型：表现为清楚的软组织密度影，多数病灶密度均匀，少数病灶内可见多发小囊状低密度影。

CT 增强可显示来自体循环的供血动脉。

3. MRI 表现　肺隔离症表现为软组织肿块影，信号多不均匀，囊性区在 T_1WI 上呈低信号，T_2WI 上呈高信号，实性区在 T_1WI 上呈中等信号，T_2WI 上呈稍高信号。MRI 可显示病灶供血动脉的起源、病灶内血管结构及静脉引流情况。

【鉴别诊断】

肺隔离症与肺内其他病变鉴别见**表 3-1**。

表 3-1 肺隔离症的鉴别诊断

肺部病变	临床特点	好发部位	形态	液平	增强
肺叶内型肺隔离症	多无症状，合并感染出现咳嗽、咳痰	左肺下叶后段、脊柱旁	软组织团块、密度均匀	可有	可显示来自体循环的供血动脉
肺脓肿	寒战、高热、脓臭痰	上叶后段、下叶背段	类圆形、厚壁空洞	多见	脓肿壁明显强化
肺癌	痰中带血、消瘦	肺内均可	分叶、毛刺	常无	囊壁间肺组织有小结节影
肺叶外型肺隔离症	无症状，体检发现	肺下叶与横膈间	软组织团块、密度均匀	少见	可显示来自体循环的供血动脉
支气管囊肿	多无症状，可合并感染	肺野中外带	薄壁囊状	多见	无强化

【重点提醒】

肺隔离症多表现为下肺基底部囊性或实性软组织肿块，CT 或 MRI 增强扫描可显示来自体循环的供血动脉。

第二节 肺动静脉瘘

【病例】

患者，男，66 岁，胸闷，伴活动后气促（图 3-3）。

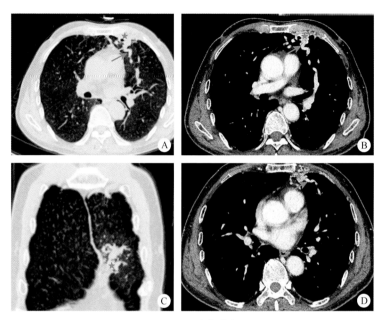

图 3-3　肺动静脉瘘

A. 平扫横断位肺窗；B. 增强横断位纵隔窗；C. 平扫冠状位肺窗；D. 增强横断位纵隔窗。左肺上叶舌段纵隔胸膜旁斑块状畸形血管团（星号），内见增粗的肺动脉及静脉分支（箭头），与左侧胸廓内动脉（乳内动脉）相连

【临床概述】

（1）肺动静脉瘘（pulmonary arteriovenous fistula，PAVF）是一种较少见的肺血管疾病，其基本病理基础为肺动脉分支和肺静脉之间有一个或多个交通，部分血液不经过肺毛细血管床而直接经肺静脉回流入左心房，又称肺动静脉畸形（pulmonary arteriovenous malformation，PAVM）。

（2）大多为先天性，少数为后天性。先天性为胚胎发生时，中胚叶血管发育不全导致肺动静脉短路，80% 为遗传性毛细血管扩张症。后天性多由外伤或炎症累及血管引起。

（3）肺动静脉瘘由三部分异常血管构成，如供血动脉、引流静脉及两者之间的异常交通血管（图3-4）。供血动脉多为肺动脉，少数是支气管动脉、肋间动脉，引流静脉多为肺静脉。

（4）依病灶供血血管及引流血管数目，肺动静脉瘘可分为三型。

1）单纯型：较常见，即单个扩张的血管瘤（囊），为1支供血动脉和1支引流静脉，病灶可单发或多发。

2）复杂型：即由多个扩张的大小不等的小瘤（囊）与多支供应动脉和多支引流静脉组成，瘤（囊）间有分隔。

3）弥漫型：较少见，即指肺内多发细小肺动静脉瘘，常伴有肺外毛细血管扩张。

（5）多见于青年人，分流量小者可无症状；分流量大者可出现活动后呼吸急促、发绀，但多在儿童期发现。

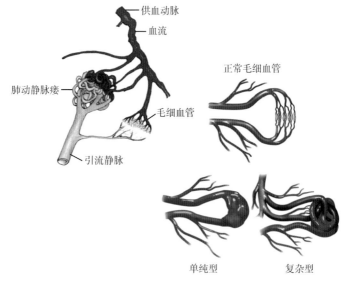

图3-4 肺动静脉瘘示意图

【影像表现】

1. X 线表现　边缘清楚的结节或肿块影，下叶常见，大多数单发，少数可多发，多呈圆形或椭圆形，部分呈分叶状，直径 1～5cm，密度均匀。

2. CT 表现　CT 上肺动静脉畸形可以表现为迂曲条状影、椭圆形影和结节影，合并出血时病灶周围可见边缘模糊的磨玻璃密度影。CT 能显示结节影及与其相连的动脉和静脉血管，多排螺旋 CT 的薄层扫描和后处理技术（最大密度投影或 3D 容积再现技术）可清晰显示病变的走行。增强扫描有助于更好地显示血管特性，病灶特征是动脉期迅速呈血管样强化，与相邻大血管同步，静脉期仍为高密度，与肺静脉及心腔呈等密度。如果左心房提前显影，且病灶内对比剂排空延迟，且显影密度高于邻近心脏密度时，表明肺动静脉之间存在血流短路。

3. MRI 表现　MRI 也可检出较大的肺动静脉畸形，但由于其空间分辨率比 CT 低，小的病变易漏诊，使其临床应用受到限制。动静脉畸形存在流空效应，呈低信号，增强扫描有助于鉴别。

【鉴别诊断】

1. 其他肺血管疾病　如肺静脉曲张，该病无供血动脉和畸形血管团，仅表现为肺静脉增粗、迂曲。

2. 肺内占位性疾病　如周围型肺癌、结核瘤、错构瘤及炎性假瘤，增强扫描上述病变可有强化，但程度不及肺动静脉瘘，且没有明确的供血及引流血管。

【重点提醒】

穿刺活检是肺动静脉瘘的禁忌。如误诊为其他实性结节，且未做增强扫描而进行经皮肺穿刺活检术，可造成肺大量出血。

（马庄宣）

第四章

肺 部 感 染

第一节　大叶性肺炎

【病例】

患者，男，35岁，1周前着凉后出现反复发热，伴咳嗽、咯血1天入院（图4-1）。

【临床概述】

（1）大叶性肺炎（lobar pneumonia）是由细菌引起的，以累及一个或多个肺叶或肺段为特征的急性肺部炎症。致病菌多为肺炎链球菌。近年来，由肺炎支原体感染引起的儿童大叶性肺炎亦较常见。

（2）病理上一般分为4期：充血期（12～24小时），肺泡毛细血管扩张、充血，肺泡内出现少量浆液性渗出液，但肺泡内仍有少量气体。红色肝样变期（2～3天），肺泡内充满纤维蛋白及红细胞等渗出物，这些渗出物通过肺泡孔及细支气管向邻近肺组织蔓延，形成大叶性或肺段性实变。由于该期肺组织切面呈红色，病理学上称为红色肝样变期。灰色肝样变期（4～6天），随着病程进展，肺泡内红细胞减少，白细胞明显增多，肺组织切面呈灰色，病理学上称为灰色肝样变期。消散期（7～10天），病变逐渐吸收，肺泡内纤维蛋白渗出物溶解、吸收，肺泡重新充气。

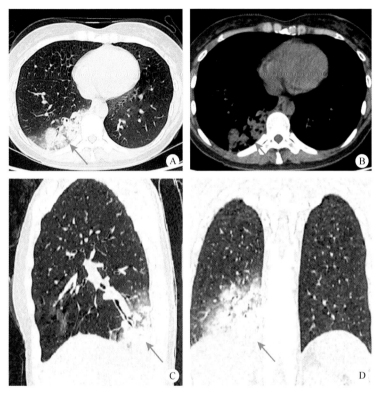

图 4-1 大叶性肺炎

A. 横断位肺窗；B. 横断位纵隔窗；C. 矢状位肺窗；D. 冠状位肺窗。示右肺上叶斑片状
高密度影（箭头），边界不清，病灶内部见支气管充气征

（3）青壮年多见，好发于冬春季。本病起病急，病程中常见
高热、寒战、胸痛、气急、痰少带血或咳铁锈色痰等。其中咳铁
锈色痰是大叶性肺炎的典型临床症状。听诊可闻及湿啰音及支气
管肺泡呼吸音，叩诊浊音。实验室检查白细胞计数及中性粒细胞
计数一般升高比较明显，年老体弱、酗酒、免疫力低下者白细胞
计数可不高。

【影像表现】

1. X 线表现

（1）充血期：可无明显异常 X 线表现，或仅可见肺纹理稍增多、密度稍高的片状模糊影。

（2）实变期（红色肝样变期、灰色肝样变期）：肺叶或肺段均匀性实变，边界清晰。有时在实变区可见空气支气管征。

（3）消散期：病变区密度逐渐降低，先从边缘开始。病变可完全吸收或仅遗留少量条索影，个别患者病灶不吸收可演变为机化性肺炎。

2. CT 表现

（1）充血期：CT 分辨率较高，在 X 线片无明显异常表现时即可见磨玻璃样或肺薄片状阴影，边界不清。

（2）实变期：密度均匀、边界清晰的致密影，呈肺叶或肺段分布，其内可见空气支气管征，肺叶实变以叶间裂为界侧边缘清楚，无明显局限性内凹或外凸，与胸膜接触面较宽，胸膜外透亮层存在。

（3）消散期：病灶由周边向中心逐渐消散，边界不清。

【鉴别诊断】

大叶性肺炎需与肺内其他病变相鉴别，具体如下：

1. 急性肺脓肿　早期为密度增高影，边缘模糊，病灶的一边紧贴胸膜、纵隔或叶间裂，坏死物被部分咳出并有空气进入时，于浓密的炎性浸润阴影中常可见到带有液平的空洞，空洞内壁光整或略不规则，空洞周围有较厚的炎性浸润，浸润的边界模糊不清。病灶动态变化快。

2. 肺结核　多发生于肺上叶尖后段或下叶背段。发生在肺下叶基底段者较为少见。在病理上，结核为腺泡性浸润，在 CT 上为小结节病灶，并有融合，呈簇状分布，边缘相对清楚，且结核常可见卫星病灶，常为渗出、增殖、纤维和钙化等多种病灶并存。此外，结合病史和治疗后观察，两者鉴别不难。但有极少数不典型肺结核往往难以与肺炎相鉴别，要定期随访，并结合痰结核杆菌培养、结核感染 T 细胞检测（T-SPOT）等进行鉴别诊断。

3. 周围型肺癌　发病年龄较大，病灶边缘多清楚，有分叶或毛刺，支气管截断征，近胸膜者胸膜外透亮层多消失，纵隔内常有淋巴结肿大，一般鉴别不难。但对于肺炎型肺癌，鉴别相对困难些，"枯枝"征对于黏液型腺癌的诊断价值较高，如经正规抗炎治疗病灶未见消退反而进展，则应高度警惕肺癌的可能，建议穿刺活检。

【重点提醒】

大叶性肺炎的临床表现典型，实变期的影像表现具有特征性，通常结合实验室检查即可进行诊断。若在大片实变内合并多发虫蚀样空洞，需排除结核干酪性肺炎；中央型肺癌患者影像常显示支气管狭窄、肺门区肿块，合并远端肺不张与阻塞性肺炎；肺炎型肺癌的病灶内部可观察到肺动脉分支变细、僵硬。

（谢玉海）

第二节　支气管肺炎

【病例】

患者，女，7 岁，发热 5 天，头痛、头晕伴咳嗽 3 天入院（图 4-2）。

【临床概述】

（1）支气管肺炎也称小叶性肺炎。细菌、病毒及真菌感染等均可引起支气管肺炎，以细菌性较多见。常见的致病菌有金黄色葡萄球菌、肺炎链球菌和支原体等。本病好发于婴幼儿、老年人及极度衰弱的患者。在免疫缺陷病例中也可是真菌，尤其是曲霉感染的结果。

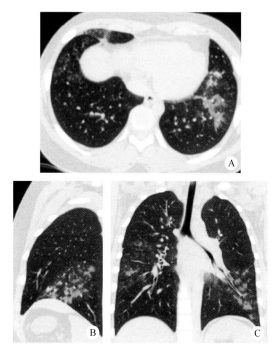

图 4-2　支气管肺炎

A. 横断位；B. 矢状位；C. 冠状位。示双肺局部支气管血管束增粗，管壁增厚，有大小
不等、边缘模糊的结节状影及片状影，以左下肺为著，可见树芽征

（2）最主要的病理表现是小气道受累，即感染性细支气管炎或支气管炎，伴有大量多形核白细胞渗出至气道腔内。炎性反应也累及气道壁，导致溃疡和破坏，并可继发累及支气管周围或细支气管周围的肺泡。随着病变发展，炎性渗出可累及整个肺小叶，引起融合性支气管肺炎或小叶性肺炎。

（3）临床表现以发热为主，可伴有咳嗽、咳黏液痰或伴呼吸困难、发绀及胸痛等。胸部听诊有中、小水泡音。发生于极度衰竭的老年人时，因机体反应性低，体温可不升高，血白细胞计数也可不升高。

【影像表现】

1. X线表现　病变多见于两肺中下野的内、中带，沿肺纹理分布，表现为多发散在的斑片状影，边界模糊不清，密度欠均匀，随病情进展可融合成较大的片状影。支气管壁充血水肿引起肺纹理增粗、模糊。少数支气管肺炎患者愈后可引起支气管扩张，机化性肺炎多由经久吸收不彻底的炎症演变而来。

2. CT表现　常见直径为4～10mm、边缘不清的小叶中心性结节影，呈腺泡样形态，边缘较模糊，提示受累细支气管及其周围的实变。也可见小叶实变，小叶性致密影可融合成较大的实变区，周围可伴阻塞性肺气肿或肺不张。树芽征的出现多提示细支气管腔内的炎性渗出。若致病菌毒力够强，如葡萄球菌感染者，可导致组织破坏，表现为坏死、脓肿形成，后期可见肺气囊。

【鉴别诊断】

支气管肺炎的鉴别诊断如下：

1. 血行播散型肺结核　亚急性、慢性血行播散型肺结核典型者表现为双肺弥漫性不均匀的粟粒状结节影，结节直径多为2～4mm。

2. 转移性肺肿瘤　两肺野和胸膜下有以弥漫性分布为主的球状病变，其外形轮廓清楚，大小不一，密度多均匀，局部可见钙化，甚至有空洞。典型肺部转移瘤结合临床病史诊断不难，少数不典型者形态亦可不规则，鉴别稍有困难。

3. 过敏性肺炎　表现为广泛弥漫性磨玻璃状小叶中央微结节伴马赛克密度，常呈小叶状分布，网状、蜂窝状改变，内可见正常肺小叶结构。

【重点提醒】

支气管肺炎的典型表现是病变常发生于双中下肺的内、中带，多沿支气管血管束分布，呈边缘不清的小叶中心性结节或小斑片状的小叶实变影，可合并阻塞性小叶肺气肿。本病多见于婴幼儿和老年人及体弱者，对应临床症状和体征，即可提示此诊断。

（谢玉海）

第三节　间质性肺炎

【病例】

患者，女，59 岁，阵发性咳嗽、气短数年（图 4-3）。

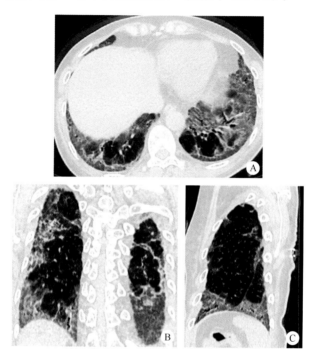

图 4-3　间质性肺炎

A. 冠状位；B. 横断位；C. 矢状位。示双肺弥漫性分布的磨玻璃密度影，边界模糊，病
变分布于胸膜下和肺基底部

【临床概述】

1. 间质性肺炎（interstitial pneumonia，IP） 是指各种以不同程度肺部炎症及纤维化为特征的弥漫性肺部疾病。

2. 间质性肺炎的分类 由 Liebow 在 20 世纪 60 年代首先提出，目前的分类标准详见**表 4-1**，其中脱屑性间质性肺炎和呼吸性细支气管炎伴间质性肺病（RBILD）通常与吸烟有关。值得注意的是，要认识到间质性肺炎是一种组织学分型，不是疾病种类。每一种分型都可能是一种特发性临床综合征的结果，或者伴发于某种特定疾病，而不是特发性的。

表 4-1 间质性肺炎的分类

组织学类型	原发性疾病	继发性疾病 / 因素
普通型间质性肺炎（UIP）	特发性肺间质纤维化	结缔组织病、药物中毒、石棉沉着病
非特异性间质性肺炎（NSIP）	特发性非特异性间质性肺炎	结缔组织病、药物中毒、过敏性肺炎
机化性肺炎（OP）	原因不明的机化性肺炎	药物中毒、感染、毒物吸入
脱屑性间质性肺炎和呼吸性细支气管炎伴间质性肺病（RBILD）	特发性脱屑性间质性肺炎	吸烟、有毒烟雾吸入
弥漫性肺泡损伤（DAD）	急性间质性肺炎	急性呼吸窘迫综合征
淋巴细胞性间质性肺炎(LIP)	特发性淋巴细胞性间质性肺炎	结缔组织病、免疫功能不全
胸膜肺实质弹力纤维增生症（PPFE）	特发性胸膜肺实质弹力纤维增生症	药物中毒、感染、结缔组织病、骨髓移植、肺移植慢性排斥反应

3. 普通型间质性肺炎（usual interstitial pneumonia，UIP） 是最常见的 IP，约占 IP 的 50%。病理上，UIP 的典型表现：①明确的纤

维化病灶，散在分布且不均匀；②镜下蜂窝征，内衬支气管上皮伴周围纤维化；③成纤维细胞灶；④正常肺组织；⑤以胸膜下肺组织受累为主，与细支气管不相关。非特异性间质性肺炎（non-specific interstitial pneumonia，NSIP）较 UIP 少见，发病高峰年龄为 40 ~ 50 岁，临床症状较轻。结缔组织病最常伴发 NSIP，但 NSIP 也可见于药物中毒或过敏性肺炎，或作为一种特发性疾病。与 UIP 不同，NSIP 的肺结构通常被保留，而 UIP 的肺结构高度扭曲。NSIP 受累的肺区表现为均匀的组织学形态，即该病在时间和空间上都是同质的。

【HRCT 表现】

当患者有慢性症状或者 HRCT 表现为纤维化或肺部渗出时，应考虑间质性肺炎的可能。间质性肺炎的 HRCT 表现取决于炎症或者纤维化的程度。以炎症为主的病例表现为磨玻璃影和（或）实变。以纤维化为主的病例表现为不规则网状影、牵拉性支气管扩张和（或）蜂窝征。大部分间质性肺炎通常以两者之一为主要表现。

1. UIP 的典型 HRCT 表现 以胸膜下及肺基底分布为主的网状影。蜂窝征见于约 70% 的病例，且为 UIP 的重要确诊依据。蜂窝征表现为簇状的、囊壁清晰的含气囊肿，直径通常为 3 ~ 10mm，主要分布于胸膜下肺区，在肺底最为严重和广泛。在早期或轻度 UIP 患者中，HRCT 可以显示伴或不伴支气管扩张的网状影，而无蜂窝征。

2. NSIP 亚型 有 2 个亚型，即细胞型 NSIP 和纤维化型 NSIP，代表疾病的不同阶段。纤维化型 NSIP 更常见。细胞型 NSIP 以磨玻璃影为主，但是常伴有细微的网状影或出现牵拉性支气管扩张。而纤维化型 NSIP 以牵拉性支气管扩张及不规则网状影为主。蜂窝征少见于纤维化型 NSIP，仅见于少数病例且程度和范围轻微。NSIP 可发生急性加重，与特发性肺纤维化（idiopathic pulmonary fibrosis，IPF）的急性加重相似，在组织学上表现为弥漫性肺泡损伤（diffuse alveolar damage，DAD），在 HRCT 上表现为磨玻璃影和实变。与 UIP 相似，NSIP 以胸膜下和肺底分布为主。若病变呈肺外周、向心性分布而紧邻胸膜下肺区相对不受累，则高度提示 NSIP，该表现见于 20%～50% 的病例。

3. 其他间质性肺炎　以炎症为主，其他类型间质性肺炎的典型表现为同等程度累及肺外周部与中央部。其他病因导致的弥漫性肺部疾病（如过敏性肺炎或结节病）通常呈弥漫性或中心轴样分布，下肋膈角不受累。部分病例可能向纤维化进展。

【鉴别诊断】

（1）当胸膜下肺区不受累且无或仅有轻度蜂窝征时，NSIP 可能性大。当胸膜下受累且无或仅有轻度蜂窝征时，UIP 和 NSIP 都有可能。不伴有蜂窝征的纤维化程度越严重，NSIP 的可能性越大。若存在明显的蜂窝征，则提示 UIP。另外，NSIP 倾向于同心性分布，而 UIP 则常为散在性分布。

（2）当根据 HRCT 表现考虑诊断为 UIP 模式时，鉴别诊断包括特发性肺纤维化、结缔组织病、石棉沉着病和药物中毒。这些疾病在 HRCT 上通常难以区分，病理上可能也很难鉴别，需要结合临床病史进行鉴别。

（3）表现为 UIP 模式的患者 10%～40% 为过敏性肺炎，少数为结缔组织病。典型过敏性肺炎的病变不以胸膜下分布为主，而是累及全肺且以中肺或上肺为主。另外，过敏性肺炎患者在 HRCT 上可表现为小叶中心性结节或多灶的马赛克灌注和（或）空气潴留。结节病主要累及上肺，呈中央或支气管血管周围分布，淋巴管周结节可与纤维化伴发。

【重点提醒】

间质性肺疾病 CT 征象包括磨玻璃影、网格影、牵拉性支气管 / 细支气管扩张和蜂窝影，其中网格影、牵拉性支气管 / 细支气管扩张和蜂窝影是肺纤维化的重要征象。HRCT 上的 UIP 模式和可能 UIP 模式是诊断 IPF 的重要依据。

第四节 肺 脓 肿

【病例】

患者，男，49 岁，发热、咳嗽、咳脓臭痰（图 4-4）。

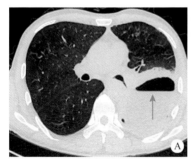 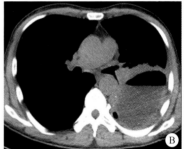

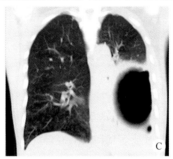

图 4-4 肺脓肿

A、B. 横断位；C. 冠状位。示左肺下叶团块状高密度影，边缘见少许磨玻璃影，病灶
　　内可见气液平面（图 A 中箭头），脓肿壁较厚，内壁光滑，无结节状突起

【临床概述】

（1）肺脓肿是由化脓菌引起的肺部化脓性炎症，可导致组织坏
死。若坏死区域与气管支气管相交通，坏死物排出后可形成明显的

空洞和气液平面，脓肿内壁由光滑变为毛糙、不规则，壁厚度最厚可达 5 ～ 15mm。

（2）肺脓肿最常由混合厌氧菌感染引起，最常见的是金黄色葡萄球菌和铜绿假单胞菌。早期病理表现为化脓性感染的分泌物阻塞细支气管合并邻近小血管的炎性栓塞，造成局部肺组织的炎症、坏死、液化、形成脓肿；坏死组织液化破溃至支气管，脓液部分排出，形成有气液平面的脓腔。

（3）病原菌可通过呼吸道感染或血行感染。临床上肺脓肿常见于有误吸风险的人群。多发脓肿可由脓毒性栓塞引起。急性肺脓肿起病急，中青年多发，典型表现为寒战、高热、咳嗽、咳痰、全身中毒症状、咳脓臭痰或血痰。慢性肺脓肿可由急性肺脓肿发展而来，也可无急性过程，白细胞计数可无变化。

【影像表现】

1. X 线表现　X 线片表现为肺内密度增高的团块状阴影，病灶中常有厚壁的透亮空洞或液平。急性期病灶外缘模糊，空洞常为中心性、壁厚、内壁常光整，空洞底部可见气液平面。慢性期脓腔缩小，空洞壁变薄，周围有条索状的纤维性病灶。

2. CT 表现　CT 更易于显示脓肿壁、脓肿周围的情况。肺脓肿表现为结节状或团块状，也可为不规则形。气道来源的肺脓肿常单发，血行感染所致肺脓肿常多发，边缘模糊，部分病灶周围可见片状实变及磨玻璃影。病灶中央为液化坏死区，若脓腔与支气管相通，脓液排出可形成空洞，空洞内可见气液平面。急性肺脓肿内壁多不规则；慢性肺脓肿的壁较厚，不规则或多房空洞，CT 增强空洞壁可见强化，内壁光滑。慢性肺脓肿周围可有广泛的纤维条索影，可伴支气管扩张或肺气肿，伴少量胸腔积液、局部胸膜增厚、局限性脓胸或脓气胸等。肺脓肿可完全吸收或仅剩少量纤维瘢痕。

3. MRI 表现　肺脓肿早期，呈稍高信号或中等信号，边界不清，随病情进展，脓肿形成后可见厚壁空洞及气液平面，脓腔内气体呈极低信号，液体呈低等混杂信号或更高信号，中心的坏死区呈高信号，信号减低。MRI 检查显示脓胸较为清晰。

【鉴别诊断】

肺脓肿空洞需与肺内其他囊性病变相鉴别，见**表 4-2**。

表 4-2　肺脓肿空洞与肺内单发囊性病变的鉴别诊断

病变类型	囊壁	空洞位置	特征性表现
肺脓肿	壁厚且均匀	中心	壁厚，内壁光滑，伴气液平面
癌性空洞	壁厚且不均匀	偏心性	内壁不光整，伴结节（癌结节），外壁可呈分叶状
结核性空洞	壁薄	可为偏心性或中心	上肺多发，内壁光滑，周围常有卫星病灶、肺内支气管播散灶等
肺曲霉病	壁厚/壁薄	空气新月征	肺空腔/空洞与内容物间可见新月形或环形透亮影，改变体位时可移动

【重点提醒】

肺脓肿表现为结节状或团块状，病灶中央为液化坏死区，脓腔与支气管相通，脓液排出可形成空洞，内可伴气液平面。急性肺脓肿的内壁多光整，慢性肺脓肿的壁较厚，一般不规则或形成多房空洞。慢性肺脓肿周围可有较广泛的纤维条索影，可伴有支气管扩张、肺气肿或胸膜增厚等表现。

第五节　过敏性肺炎

【病例】

患者，男，66 岁，咳嗽，呼吸困难，有禽类接触史（**图 4-5**）。

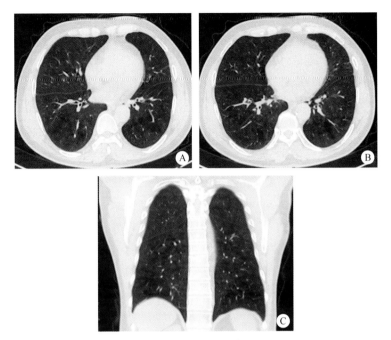

图 4-5 过敏性肺炎

A、B. 横断位；C. 冠状位。示双肺弥漫性分布的斑片状磨玻璃影，边界不清，病灶沿支气管血管束分布，胸膜下受累较轻

【临床概述】

（1）过敏性肺炎（hypersensitivity pneumonitis，HP）也称外源性过敏性肺泡炎，是一种因吸入各种有机粉尘构成的抗原引起的变态反应性肺疾病。寄生虫毒素、花粉、真菌、谷物、动物毛发、鸽粪及部分药物都可为过敏原，自身免疫因素也可导致过敏性肺炎。

（2）发病机制不清，与血液循环内抗体（IgG 和 IgM）有关，但这些抗体不具有特异性。值得注意的是，吸烟患者的 HP 发病率较低。

（3）主要病理变化为渗出性肺泡炎和间质性肺炎，渗出液为浆细胞、淋巴细胞及组织细胞，有时可见嗜酸性粒细胞。HP 患者的临床症状、影像学表现和病理改变相似，可分为急性期、亚急性期和慢性期，各期之间没有明确的界限。

1）急性期：大量抗原暴露史，急性呼吸困难，急性肺损伤伴弥漫性肺泡损害、水肿或出血，X 线和 CT 检查表现为气腔实变。

2）亚急性期：抗原持续或反复暴露，间质性浸润、界限不清的肉芽肿、细胞性细支气管炎。若脱离抗原暴露或接受治疗，亚急性期在影像学上的渗出性表现能够部分或完全吸收。若暴露持续或反复发生，常见发展或纤维化。

3）慢性期：纤维化，牵拉性支气管扩张，蜂窝状影，合并亚急性 HP 的表现。

【影像表现】

1. X 线表现

（1）急性期：界限不清的气腔实变阴影，以中下肺为主，即使有明显的临床症状，影像上也可表现正常。

（2）亚急性期：抗原持续或反复暴露，间质性浸润、界限不清的肉芽肿、细胞性细支气管炎。

（3）慢性期：纤维化，牵拉性支气管扩张，蜂窝状影，常表现为片状或肺门旁分布，合并亚急性 HP 的表现。

2. CT 表现

（1）急性期：可见双侧气腔实变阴影和界限不清的小叶中心结节，以中下肺为主，即使有明显的临床症状，影像上也可表现正常。

（2）亚急性期：表现为片状磨玻璃样影，小叶中心结节，马赛克灌注，"奶酪头"征，空气潴留，肺囊肿，可发展为纤维化。

（3）慢性期：CT 表现为不规则网状影，牵拉性支气管扩张，蜂窝状影，常表现为片状或肺门旁分布，合并亚急性 HP 的表现。

【鉴别诊断】

HP 不同时期的影像表现多样，需与间质性肺炎、特发性间质性肺纤维化、支气管炎、结节病、肺结核等相鉴别，见**表 4-3**。

表 4-3　肺内纤维化病变鉴别诊断

纤维化病变	分布	肋膈角	年龄	吸烟	特征性表现
过敏性肺炎	以中下肺分布为主	不累及	< 50 岁	少见	常伴马赛克灌注和（或）空气潴留
特发性间质性肺纤维化	胸膜下，肺底部	累及后肋膈角	> 50 岁	多见	胸膜下的蜂窝征
间质性肺炎	肺外周	可累及	无特征性发病年龄	多见	磨玻璃影、网状影和牵拉性支气管扩张主要分布于肺外周

【重点提醒】

HP 各期之间没有明确的界限。急性期可见边界不清的气腔实变影，以中下肺为主，也可表现正常；亚急性期表现为片状磨玻璃影、小叶中心结节、马赛克灌注、"奶酪头"征、空气潴留、肺囊肿；慢性期可发展为纤维化、牵拉性支气管扩张、蜂窝状影，常呈片状或肺门旁分布。

第六节　肺真菌感染

【病例】

患者，女，54 岁，阵发性咳嗽，伴少量咯血（**图 4-6**）。

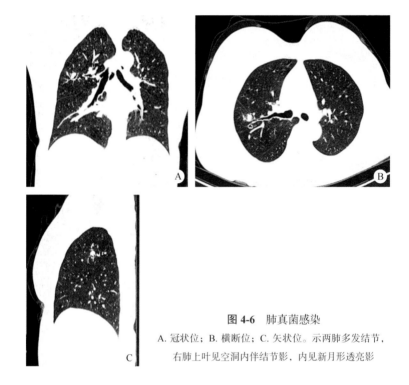

图 4-6　肺真菌感染

A. 冠状位；B. 横断位；C. 矢状位。示两肺多发结节，

右肺上叶见空洞内伴结节影，内见新月形透亮影

【临床概述】

（1）真菌多为条件致病菌，常见的有曲霉菌、念珠菌、隐球菌等，以肺部发病率为最高，主要为继发性感染，如严重感染、慢性消耗性疾病等使机体免疫功能下降，以及长期大量应用广谱抗生素、激素及免疫抑制剂等，均易引发真菌的继发性感染。

（2）临床诊断标准包括下呼吸道标本涂片中发现孢子及菌丝，培养出真菌；深部咳出的痰液中多次培养出同一真菌；其他体液培养出真菌时，肺部同时存在扩散灶，并且对抗真菌治疗反应良好；病变处手术病理标本的确诊。

（3）常见临床症状包括持续发热大于 96 小时，经积极的抗生素治疗无效；咳嗽、咳出黏稠或凝胶状痰液、咯血、胸痛、喘息、呼吸困难等。

【影像表现】

1. X 线表现　无特征性，可表现为支气管肺炎、大叶性肺炎、单发或多发结节，以及肿块状阴影和空洞。

2. CT 表现

（1）肺曲霉病

1）寄生型：常见为曲霉球，表现为肺空腔或空洞内圆形或类圆形肿块或结节，空腔壁与内容物之间存在新月形透亮影（空气半月征），内容物可随体位改变而移位。

2）侵袭型：肺内表现多样，可呈单发或多发结节，结节周围可伴磨玻璃影，即日晕征；弥漫性磨玻璃影和小空洞影；肺段或亚段楔形实变；肺组织坏死、收缩，在结节周围形成半月形气影。

3）过敏型：最常见征象为反复发作和多发游走的肺内浸润影或实变，支气管壁增厚及扩张，支气管内黏液嵌塞，表现为指套样、葡萄串样、Y 形或 V 形阴影，支气管内病变引起的阻塞性肺炎及肺不张。

（2）肺念珠菌病：通常呈单侧或双侧的肺实变或边界不清的小结节和晕影、斑片状或融合性肺实变、肉芽肿样坏死等，空洞较少见。

（3）肺隐球菌病：最常见征象为单发或多发结节或肿块，多发结节在进程中有融合成团趋势，常伴空洞形成，多为厚壁空洞，内壁光滑，实变灶常与结节混合存在。

【鉴别诊断】

肺真菌感染与其他感染性病变的鉴别诊断见表 4-4。

表 4-4　肺内感染性病变的鉴别诊断

特点	细菌感染	病毒感染	真菌感染
病理大致 特点	主要发生在肺实质，肺泡和细支气管内充满炎性分泌物	主要发生在肺间质，即肺泡间的结缔组织充血、水肿和炎症	血管侵袭：梗死、出血 气道侵袭：各级气道损害及继发改变
典型影像 特点	如大叶性肺炎、小叶性肺炎。影像表现为磨玻璃灶、实变、脓性空洞，可伴气液平面	多发弥漫性磨玻璃灶、小叶间隔增厚	晕征、空洞、结节、实变、多灶、多形、多变

【重点提醒】

肺真菌感染的影像表现通常缺乏特征性，诊断较为困难，需要密切结合临床病理及相关实验室检查结果，以下两点有助于提示肺真菌病的诊断。

（1）患者有长期应用大量抗生素、激素及免疫抑制剂等药物的病史。

（2）肺部病灶复杂多样，多种影像表现同时出现，经长时间动态观察，病灶不符合一般炎症、结核及肿瘤等病变的发病规律时，提示肺真菌感染的可能。

第七节　肺　结　核

【病例】

患者，男，44岁，消瘦伴乏力、胸闷（图4-7）。

【临床概述】

（1）肺结核是由结核杆菌引起的慢性呼吸道传染病，主要为呼吸道传播，好发于免疫力低下的高危人群，是我国发病、死亡人数最多的重大传染病之一。

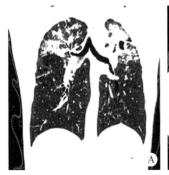
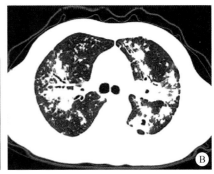
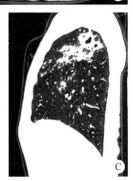

图 4-7 肺结核

A. 冠状位；B. 横断位；C. 矢状位。示两肺多发结节、
斑片状实变灶，部分伴厚壁空洞

（2）常见的临床表现为低热、盗汗、乏力、咳嗽、咯血、胸痛等，在急性血行播散型肺结核时，患者可出现包括高热、寒战、咳嗽、神志不清在内的全身中毒症状。结核菌素试验、痰检结核杆菌阳性可诊断该病。

（3）结核的基本病理变化是炎性渗出、增生和干酪样坏死。病理特点是破坏与修复常同时进行，三种病理变化多同时存在，也可以某一种变化为主，而且可相互转化。

【影像表现】

1. 原发性肺结核　初次结核感染所致的临床病症，最常见于儿童，包括原发复合征和胸内淋巴结结核。

（1）原发复合征：原发病灶、淋巴管炎与肿大肺门淋巴结相互连接在一起，形成哑铃状。

（2）胸内淋巴结结核：纵隔内和（或）肺门淋巴结肿大，CT及MRI增强后可出现典型环形强化影。

2. 血行播散型肺结核　包括急性粟粒型血行播散型肺结核和亚急性或慢性血行播散型肺结核。

（1）急性粟粒型血行播散型肺结核："三均匀"，即病灶大小、密度及分布均匀。

（2）亚急性或慢性血行播散型肺结核："三不均匀"，即病灶大小、密度及分布不均匀。

3. 继发性肺结核　为肺结核中最常见类型，大多见于成人，包括渗出浸润为主型肺结核、干酪为主型肺结核和空洞为主型肺结核。

（1）渗出浸润为主型肺结核：病灶大多呈斑片状或云絮状，边缘模糊，好发于上叶尖后段和下叶背段，可单发或多发，病灶内可见空洞形成。

（2）干酪为主型肺结核：包括结核球和干酪性肺炎。结核球多为单发，轮廓多较光滑，少数浅分叶；密度较高且较均匀，可形成空洞，形态不一，以厚壁多见。部分可见环形或散在斑点钙化。邻近胸膜可见粘连，邻近肺野可见卫星灶。干酪性肺炎表现为肺段或肺叶实变，轮廓较模糊，与大叶性肺炎相似，但以上叶多见。

（3）空洞为主型肺结核：发生于肺上叶尖后段或肺下叶背段的形状不规则的纤维性空洞影，内壁尚光整，周围有广泛的纤维条索影，局部肺部容积缩小，胸部X线片示患侧肺门上提、肺纹理呈垂柳状。常见新旧不一的病灶，合并支气管扩张，CT增强扫描后空洞壁强化不明显。

4. 结核性胸膜炎　胸腔积液，胸膜增厚、粘连及钙化。

【鉴别诊断】

肺结核的空洞需与其他疾病的空洞相鉴别，见**表4-5**。

表 4-5　肺内空洞性病变的鉴别诊断

对比项	结核性空洞	癌性空洞	肺脓肿空洞	肺真菌感染空洞
好发位置	上叶尖后段与下叶背段	任何部位	上叶后段、下叶背段及各底段	任何部位
空洞大小	直径多在2～3cm	3cm以上多见	大小不一	大小不一
空洞边缘及内壁	急性，边缘模糊；慢性，边缘光整，内壁光滑	边缘分叶，毛糙、内壁凹凸不平	壁厚，边缘模糊	边缘模糊
空洞内容物	内容物密度不均匀	内容物与洞壁相连	气液平面	可随体位改变而移动
动态变化	变化慢	常逐渐增大	变化快	变化慢

【重点提醒】

　　肺结核多发生在上叶尖后段和下叶背段，变化较慢，易形成空洞及沿支气管播散，CT特点可主要概括为三多三少：多灶性、多态性、多钙化性；少肿块性、少结节堆聚性、少增强性。

（谢玉海　陈武飞　高　丰　陆金娟）

第五章

肺气肿和慢性阻塞性支气管炎

第一节 肺 气 肿

【病例】

病例一 患者，男，52岁，吸烟10年，体检发现肺气肿（**图5-1A**）。

病例二 患者，男，63岁，吸烟15年，慢性咳嗽咳痰（**图5-1B**）。

病例三 患者，男，45岁，吸烟10年，无症状（**图5-1C**）。

病例四 患者，男，78岁，吸烟30余年，胸闷，慢性咳嗽咳痰（**图5-1D**）。

【临床概述】

肺气肿（emphysema）是慢性阻塞性肺疾病（chronic obstructive pulmonary disease，COPD）的常见形态学表现，病理表现为终末细支气管远端气腔异常、持久性扩大，并伴有肺泡壁破坏。

早期临床症状多不明显，慢性咳嗽常为首发症状，可伴咳痰、气短或呼吸困难，进展期常伴反复呼吸道感染及急性加重，后期可发生低氧血症和高碳酸血症，或进展为肺源性心脏病。

【影像表现】

1. X线表现 早期X线片无异常表现，病变广泛时表现为肺过度膨胀和血管改变：肺高度增加（正位片右膈顶至第1肋骨结节间距超过29.9cm）、膈肌低平、胸骨后间隙增宽、周围血管纹理变细及减少。

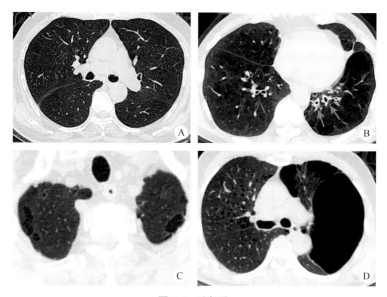

图 5-1　肺气肿

A. 胸部 CT 平扫轴位示轻度小叶中心型肺气肿；B. 轴位示全小叶型肺气肿，伴左肺下叶支气管壁炎性增厚及轻度扩张（箭头）；C. 间隔旁肺气肿；D. 左肺巨大肺大疱

2. CT 表现　肺气肿在 HRCT 上表现为低衰减区域（吸气相肺密度＜ –950HU），据其部位和范围分为小叶中心型肺气肿、全小叶型肺气肿、间隔旁肺气肿。

小叶中心型肺气肿是吸烟相关肺气肿中最常见形式，通常以上叶分布，早期以小叶中心透亮区为主，随疾病进展趋向融合，基于 HRCT 分为微量（低于肺区 0.5%）、轻度（占肺区 0.5% ～ 5%）、中度（占肺区＞ 5%）、融合性（跨多个小叶融合透亮区，不伴次级肺小叶广泛过度扩张或肺结构扭曲）和晚期破坏性（融合透亮区伴次级肺小叶过度扩张或结构扭曲）。全小叶型肺气肿透亮区以下叶分布为主，常见于 α_1- 抗胰蛋白酶缺乏症者，但也可见于吸烟、老年人及支气管远端闭塞者。间隔旁型肺气肿也与吸烟相关，透亮区多位于胸膜下、叶间裂周围，多发成排，是气胸的危险因素之一。

【鉴别诊断】

肺气肿需与肺内其他囊性病变相鉴别，见**表 5-1**。

表 5-1　肺气肿与肺内弥漫囊性病变的鉴别诊断

囊性病变	分布	囊壁	大小	吸烟	特征性表现
肺淋巴管肌瘤病（LAM）	弥漫性均匀	薄且均匀	较小	无关	血管于囊壁外侧贴壁走行 常伴乳糜胸
肺朗格汉斯细胞组织细胞增生症（PLCH）	以两上肺为主，不累及肋膈角	不规则	大小不等	相关	小结节影＋囊腔进展相对较快，囊腔融合后形态各异
弥漫性囊状支气管扩张	以肺中带分布为主，可伴气液平面	薄壁，合并炎症时壁厚	多发时呈葡萄串状	无关	囊性结构与周围支气管树相连
淋巴细胞性间质性肺炎（LIP）	随机弥漫性分布	薄壁	5～10mm，通常小于30mm	无关	与磨玻璃影重叠，多数囊肿为多分隔，周围肺实质正常

【重点提醒】

随访中若肺气囊或肺大疱（低密度衰减区直径＞10mm）壁较基线 CT 出现持续性增厚、囊腔进行性充填，需考虑囊腔型肺癌可能；若囊壁短期内出现增厚或伴渗出表现，则首先考虑感染。

第二节　慢性阻塞性支气管炎

【病例】

病例一　患者，男，45 岁，咳嗽 5 天，少痰（**图 5-2A**）。

病例二 患者，男，61 岁，慢性阻塞性肺疾病病史，近期咳嗽加重（图 5-2B）。

病例三 患者，男，63 岁，发热 3 天，伴咯血（图 5-2C）。

病例四 患者，男，81 岁，胸闷气短，咳嗽 1 周（图 5-2D）。

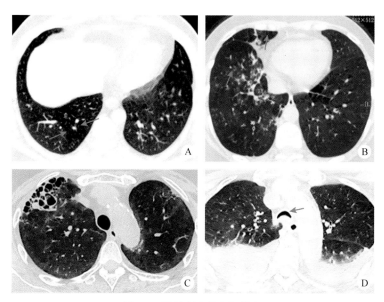

图 5-2 慢性阻塞性支气管炎

A. CT 轴位示右肺下叶细支气管炎、管腔狭窄导致的局部空气潴留（箭头）；
B. COPD 炎症性小气道疾病伴多发树芽征（箭头）及支气管壁增厚（无尾箭头），部分伴黏液栓；C. 右肺上叶前段蜂窝肺形成；D. 气管软化、塌陷（箭头）

【临床概述】

1. 慢性阻塞性肺疾病（COPD） 是一种异质性肺部状态，以慢性呼吸道症状（呼吸困难、咳嗽、咳痰）为特征，是由于气道异常（支气管炎、细支气管炎）和（或）肺泡异常（肺气肿）导致的持续性（常为进展性）气流阻塞（《慢性阻塞性肺疾病全球倡议 2023》定义）。其诊断标准是吸入支气管扩张剂后 FEV_1 与 FVC 比值低于 0.7（必要条件），FEV_1 占预计值的百分比可正常或下降。此外还可出现以下改变：肺总量、功能残气量和残气容量增高，肺活量、一氧化碳弥散量（DLCO）降低等。

2. 慢性支气管炎　多项针对 COPD 患者的大型研究显示，慢性支气管炎的患病率为 27%～35%。对于 50 岁以下的成人，不伴气流受限的慢性支气管炎是 COPD 患病的长期风险和全因死亡率的早期标志。病理改变主要为慢性支气管炎和肺气肿的病理变化：支气管黏膜上皮细胞变性、坏死，溃疡形成；纤毛倒伏、变短、不齐、粘连，部分脱落。缓解期黏膜上皮修复、增生、鳞状上皮化生和肉芽肿形成。杯状细胞数目增多、肥大、分泌亢进，腔内分泌物潴留。各级支气管壁均有以中性粒细胞、淋巴细胞为主的炎症浸润，修复期引起气管结构重塑、胶原含量增加及瘢痕形成，是 COPD 气流受限的主要病理基础之一。慢性支气管炎往往先累及大气道，炎症扩散逐渐向下累及细支气管和肺泡，引起肺泡腔扩大、破裂或形成肺大疱，弹力纤维网破坏。

3. 临床表现　取决于症状严重程度及并发症。常见症状有慢性咳嗽咳痰、气短或呼吸困难、喘息和胸闷，还可合并心肌梗死、心绞痛等。若 COPD 急性加重，则症状更为明显，还可出现全身不适、失眠、嗜睡、疲乏、抑郁和精神紊乱等。

【影像表现】

1. X 线表现　早期胸部 X 线片无特异性，可出现肺纹理增多、紊乱等非特异性改变，较明显时表现为肺过度膨胀和血管改变：肺野透亮度增加、肺高度增加（正位片右膈顶至第 1 肋骨结节间距超过 29.9cm）、膈肌低平，有时可见肺大疱形成。并发肺动脉高压和肺源性心脏病时，除可见右心增大 X 线特征外，还可见肺动脉圆锥膨隆、肺门血管影扩大和右下肺动脉增宽。

2. CT 表现　COPD 支气管炎表现为气道壁增厚（与邻近肺动脉

直径相比增加）、支气管扩张、气管支气管软化（呼气成像时气管腔横截面积减少＞80%）、空气潴留和黏液嵌塞，后期可合并支气管扩张、蜂窝肺。炎症性小气道病变（small airway disease，SAD）是指发生于直径＜2mm 细支气管的病变。COPD 患者 SAD 及其周围炎症 CT 直接征象表现为磨玻璃衰减的小叶中心结节及树芽征，间接征象为局部空气潴留和亚段肺不张。

【鉴别诊断】

COPD 主要与炎症性小气道病变相鉴别。

1. 外周肺动脉栓塞引起的亚段肺不张　肺动脉造影显示局部小动脉充盈缺损和（或）外周肺动脉增粗。

2. 弥漫性泛细支气管炎　弥漫性存在于呼吸性细支气管的气道慢性炎症疾病，确切病因及机制未明，常伴慢性鼻窦炎，分布较 COPD 小气道炎症更广泛，常不合并小叶中心肺气肿。

3. 结核性支气管播散　有原发播散病灶如结核性空洞或支气管内膜结核，病灶为多形性，伴纤维、钙化或渗出灶；痰结核杆菌阳性。

（齐　琳）

第六章

肺部囊性病变

第一节　肺朗格汉斯细胞组织细胞增生症

【病例】

患者，男，59岁，重度吸烟患者，慢性咳嗽，进行性呼吸困难（图6-1）。

【临床概述】

（1）朗格汉斯细胞组织细胞增生症（Langerhans cell histiocytosis，LCH）是一种全身系统疾病，肺可受累，称为肺朗格汉斯细胞组织细胞增生症（pulmonary Langerhans cell histiocytosis，PLCH）。PLCH是一种少见的肺间质性疾病，以大量朗格汉斯细胞在肺内异常增殖、浸润为特征，逐渐形成结节、囊腔样病变/囊肿并最终导致肺纤维化。

（2）本病好发于中青年，平均发病年龄为32岁，男女比例相当，90%以上与吸烟相关。常见的临床表现为不同程度的呼吸困难、胸痛、乏力、低热等。约20%的患者以气胸为首发症状。

【影像表现】

1. X线表现　早期X线病灶小，不易被发现，晚期表现为肺中上段结节、网状及囊样病变，肺容积正常或增多。可见气胸等。

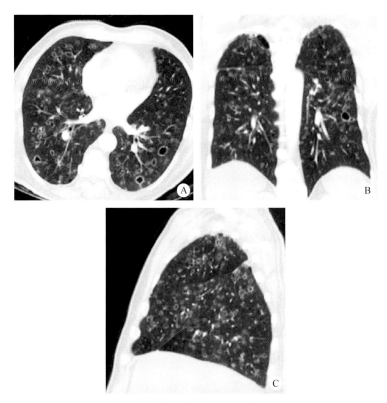

图 6-1　肺朗格汉斯细胞组织细胞增生症

A. 横断位；B. 冠状位；C. 矢状位。示双肺弥漫数个大小和形状不一的囊肿，双侧肋膈角清晰（引自：Keane RJ，Subramaniam A、Varghese C，et al. Initial presentation of pulmonary Langerhans cell histiocytosis as recurrent spontaneous pneumothoraces. Respir Med Case Rep，2020，31：101280.）

2. CT 表现

（1）早期：以结节表现为主（直径为 1 ~ 5mm）。

（2）中期：结节发生退变，随后可出现空洞，后期可演变为囊腔，直径＜10mm，囊壁厚度不一。结节或囊腔均以两中上肺分布为主，对称发生，双侧肋膈角及肺底部较少。

（3）晚期：网状纤维化是 PLCH 终末期表现。无数的囊样病变汇聚和肺间质纤维化形成蜂窝样改变。囊样影呈圆形、类圆形，少部分囊样影可不规则或呈多边形，囊壁薄而光整，可共壁，囊壁厚度＜2mm。

此外，还可合并其他改变，包括磨玻璃样渗出影、线条样阴影等，偶见胸腔积液和肺门、纵隔淋巴结肿大。

【鉴别诊断】

早期表现为结节时需与肿瘤肺转移、结核等感染性病变、结节病、硅沉着病等相鉴别。

中晚期主要表现为囊性时需与淋巴细胞间质性炎症、淋巴管平滑肌瘤病等相鉴别（**表 6-1**）。

表 6-1　PLCH 与肺内弥漫囊性病变的鉴别诊断

囊性病变	好发人群	分布	特征性表现
肺朗格汉斯细胞组织细胞增生症	20～40岁的吸烟人群	以两上肺为主	形态各异，不累及肋膈角，囊腔可伴结节
肺淋巴管肌瘤病	育龄期妇女	弥漫	较均匀，大多＜5mm
淋巴细胞间质性肺炎	女性多于男性，多继发于自身免疫性疾病	两下肺显著	位于小叶中心或胸膜下，伴随血管贴边征
伯特-霍格-迪贝（BHD）综合征	30～50岁，多有家族史，常有面颈、躯干上部皮肤纤维毛囊瘤	以两下肺为主	肺底部近胸膜下，尤其纵隔侧胸膜下

【重点提醒】

PLCH 好发于中青年（20～40 岁）吸烟人群，HRCT 表现为两肺弥漫性分布的薄 / 厚壁（2mm 左右）囊性灶，形态多样、不规则，边缘可伴磨玻璃影。

第二节　肺淋巴管平滑肌瘤病

【病例】

患者，女，46 岁，阵发性咳嗽，胸闷，伴活动后气促（图 6-2）。

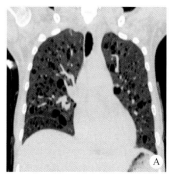
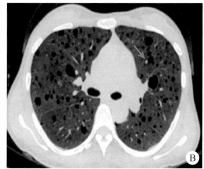
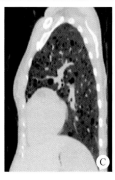

图 6-2　肺淋巴管平滑肌瘤病

A. 冠状位；B. 横断位；C. 矢状位。示双肺弥漫性分布的大小不一的薄壁囊状影，不伴壁结节或磨玻璃影，部分囊壁可见周围血管征（图 B 中箭头）

【临床概述】

（1）肺淋巴管平滑肌瘤病（pulmonary lymphangioleiomyomatosis，PLAM）是一种临床罕见病，分为散发性肺淋巴管平滑肌瘤病（sporadic lymphangioleiomyomatosis，S-LAM）和遗传型结节性硬化症相关肺淋巴管平滑肌瘤病（tuberous sclerosis complex associated lymphangioleiomyomatosis，TSC-LAM），绝大部分发生于育龄期女性。

（2）病理表现为环绕终末细支气管、淋巴管和血管的平滑肌细胞异常增生，引起管腔狭窄或阻塞。

（3）临床表现为反复发作的气胸、进行性呼吸困难、咳嗽、咯血、胸痛等，伴胸闷及乳糜胸，活动后呼吸困难最常见，常为 PLAM 的首发症状。肺功能多为阻塞性通气功能障碍或以阻塞为主的混合性通气功能障碍。

【影像表现】

1. X 线表现　早期 X 线片可以无异常表现，晚期表现为双肺弥漫性分布的网状影、囊状影、液气胸等。

2. CT 表现　早期双肺均匀分布薄壁囊状阴影，大多数囊壁 < 2mm，囊腔直径从数毫米到数厘米不等，囊内可含气体或液体，囊壁间可见正常肺组织，部分囊壁边缘可见周围血管征；晚期可出现肺部弥漫间质纤维化及蜂窝肺改变，囊泡融合，肺内见纤维条索影；壁结节少见。可伴发胸腔积液、积气或乳糜胸。

【鉴别诊断】

肺淋巴管平滑肌瘤病需与肺内其他囊性病变相鉴别，见表 6-2。

表 6-2　肺淋巴管平滑肌瘤病与肺内其他囊性病变的鉴别诊断

囊性病变	分布	囊壁	大小	吸烟	特征性表现
肺淋巴管平滑肌瘤病	弥漫性均匀分布	薄且均匀	较小	无关	血管于囊壁外侧贴壁走行
小叶中央型肺气肿	两上肺或弥漫	无壁	较小	相关	囊腔内见小叶中央动脉

续表

囊性病变	分布	囊壁	大小	吸烟	特征性表现
肺朗格汉斯细胞组织细胞增生症	以两上肺为主，不累及肋膈角	不规则	大小不等	相关	囊壁间肺组织有小结节影
特发性肺纤维化	以下肺胸膜下为主	壁厚、蜂窝状、网格状	大小不等	相关	蜂窝肺

【重点提醒】

确诊 PLAM 的标准为：①具有典型（> 10 个薄壁圆形、界限清楚的含气囊腔病变）或符合（2 ～ 10 个上述囊性病变）PLAM 肺部 CT 表现，且肺组织活检符合 PLAM 病理特征；②具有典型的 PLAM 肺部 CT 表现，同时伴有乳糜胸或乳糜腹、淋巴管平滑肌瘤、淋巴结受累、血清血管内皮生长因子 D > 800pg/ml 及结节性硬化症（TSC）中任意一项。

育龄期女性，原因不明的渐进性呼吸困难、咯血、反复气胸或乳糜胸，CT 显示双肺弥漫性分布的薄壁小囊状阴影，应高度怀疑肺淋巴管平滑肌瘤病。

第三节 淋巴细胞性间质性肺炎

【病例】

患者，女，37 岁，有干燥综合征病史，间歇性咳嗽咳痰，近来加重（图 6-3）。

【临床概述】

（1）淋巴细胞性间质性肺炎（lymphocytic interstitial pneumonia，LIP）是一种良性淋巴增生性疾病，其组织学特点是成熟的淋巴细胞及浆细胞呈多克隆弥漫性间质浸润。

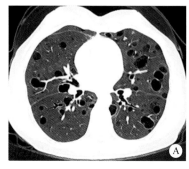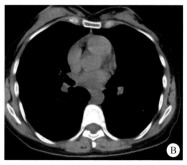

图 6-3　淋巴细胞性间质性肺炎

A、B. 横断位。示双肺散在大小和形状不一的薄壁囊灶，以胸膜下和支气管血管周围分布为主［引自：Zhu B，Wang H，Ma D，et al. Sjögren's syndrome with lymphocytic interstitial pneumonia：A case report. Asian J Surg，2024，47（7）：3142-3143.］

（2）特发性 LIP 罕见，常继发于其他疾病，如干燥综合征及其他胶原血管病、先天性或获得性免疫缺陷疾病［如获得性免疫缺陷综合征（AIDS）］、原发性胆汁性肝硬化、自身免疫性甲状腺疾病及多中心型卡斯尔曼（Castleman）病等。AIDS 的 LIP 儿童多见，其他则成人多见，平均发病年龄为 50 岁。

（3）起病隐匿，主要临床症状为咳嗽及呼吸困难。

【影像表现】

1. X 线表现　早期表现为弥漫性磨玻璃影，晚期表现为蜂窝样改变，无特异性。

2. CT 表现　以双下肺为主的磨玻璃密度影及小结节，散在分布的薄壁囊灶，数量较少，直径＜3cm，可有血管贴边征，沿支气管血管束间质分布。

【鉴别诊断】

淋巴细胞性间质性肺炎需与肺内其他囊性病变相鉴别，见**表 6-1**。

【重点提醒】

影像学表现与基础疾病有关：继发于干燥综合征者伴有薄壁、圆形、数量有限的肺囊肿，继发于先天性免疫缺陷综合征者表现为斑片状磨玻璃影，继发于 AIDS 者表现为小叶中心性或淋巴管周围结节，HIV 阳性儿童较常见支气管扩张。

（李得纯）

第七章

肺 肿 瘤

第一节　良性肿瘤及肿瘤性病变

一、肺错构瘤

【病例】

患者，男，76岁，体检发现肺部结节（图 7-1）。

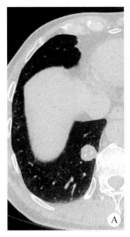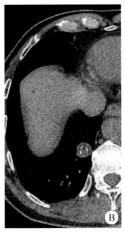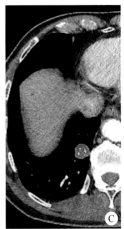

图 7-1　肺错构瘤

A. 肺窗示右肺下叶纵隔胸膜下类圆形结节，边界清，浅分叶，无毛刺；B. 纵隔窗示密
度不均匀，内见多发小钙化、小片状低密度影；C. 增强 CT 示结节呈轻度强化

【临床概述】

（1）肺错构瘤（pulmonary haematoma，PH）的发病率不高，是成人最常见的良性肺肿瘤，病变通常位于外周实质，与周围组织生长速度相同，一般不会对邻近结构产生压迫。

（2）组织构成复杂，可能包含软骨、平滑肌、腺体、脂肪及纤维组织等，可发生钙化。

（3）一般无症状，多在体检时偶然发现。肿瘤的压迫作用偶可导致肺部感染或出血。

【影像表现】

1. X 线表现　边界清晰的圆形或椭圆形结节，密度均匀或不均匀，大小多为 2～3cm，有时出现钙化点，爆米花样钙化为肺错构瘤的典型改变，有助于与其他病变相鉴别。

2. CT 表现　呈圆形或椭圆形，边缘清晰，可见浅分叶但无毛刺，病变内部密度不均，无空洞，增强扫描呈无或轻度强化（CT 值升高多小于20HU）。爆米花样钙化和含脂肪密度成分是肺错构瘤的特征性表现。

【鉴别诊断】

肺错构瘤需与肺结核球、周围型肺癌、硬化性肺泡细胞瘤等其他肺部肿瘤性病变相鉴别，见表 7-1。

表 7-1　肺错构瘤的鉴别诊断

疾病	影像表现	特点
肺错构瘤	边缘光滑的结节或肿块，无毛刺征，增强后轻度强化或无强化	通常位于胸膜下肺外周，可见脂肪和钙化，部分病例可出现爆米花样钙化
肺结核球	密度不均伴卫星灶，可见点状或斑片状钙化	多位于肺上叶尖后段或肺下叶背段，伴有结核病史
周围型肺癌	形态不规则，边缘不整齐，增强后有不均匀强化	有分叶和毛刺征，可伴肺门、纵隔淋巴结肿大
硬化性肺泡细胞瘤	边界清楚，边缘光滑，增强后均匀或不均匀强化	好发于肺外周部，部分可见空气新月征、晕征或贴边血管征

【重点提醒】

病灶内脂肪密度是肺错构瘤的特征性表现，但是脂肪成分少见且容易遗漏，爆米花样钙化也是其特征性表现，两者同时出现对错构瘤的定性诊断有更大意义；当病变只出现钙化却没有脂肪成分时，应与结核、类癌及其他肺内肿瘤相鉴别。

二、硬化性肺泡细胞瘤

【病例】

患者，男，42岁，体检时发现肺部结节（图7-2）。

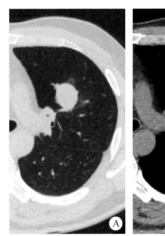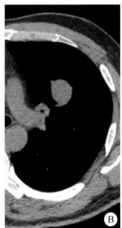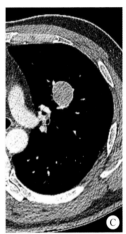

图 7-2　硬化性肺泡细胞瘤

A. 肺窗示左肺上叶孤立性结节，边界清，密度均匀，周围见少许淡薄斑片影；B. 纵隔窗示病灶密度尚均匀，无钙化；C. 增强 CT 示结节轻度强化，边缘强化更明显，内缘见新月形高透亮影，周围可见多条紧贴病变的增强血管影

【临床概述】

（1）硬化性肺泡细胞瘤（pulmonary sclerosing pneumocytoma，PSP）旧称肺硬化性血管瘤，是一种罕见的良性肺肿瘤，多发生于中老年女性。

（2）病理特征为圆形间质细胞和表面立方上皮细胞构成的实性

病灶,表现为血管瘤样区、乳头状区、实性区和硬化区 4 种结构形式,多数病灶由 3 种以上结构组成,互相移行,混合存在。

（3）多数患者无明显症状,偶尔可有咳嗽、咳痰、气促或胸痛,通常在体检或因其他原因进行胸部影像检查时偶然发现。

【影像表现】

1. X 线表现　X 线片上无特异性表现,通常为孤立性结节或肿块,边缘清晰,大小不一。

2. CT 表现　孤立性结节或肿块,密度均匀或不均匀,边缘光滑。约 1/3 的病例可见结节样或点状钙化。病灶较小时以血管瘤样区和乳头状区为主,增强后强化相对均匀,病灶较大时实性区和硬化区（纤维化区）比例增高,增强后呈不均匀强化。增强 CT 上肿瘤边缘可见强化的"假包膜",为周围受压肺组织。

【鉴别诊断】

硬化性肺泡细胞瘤需与周围型肺癌、肺炎性肌成纤维细胞瘤等其他肺部病变相鉴别,特别是结节边缘不规则或伴有钙化时（**表 7-2**）。

表 7-2　硬化性肺泡细胞瘤的鉴别诊断

病变类型	影像表现	特点
硬化性肺泡细胞瘤	单发结节或肿块,呈圆形或类圆形,边界清楚,边缘光滑,增强后均匀或不均匀强化	部分见贴边血管征、晕征、空气新月征
周围型肺癌	形态不规则,边缘不整齐,增强后有不均匀强化	有分叶和毛刺征,可伴肺门、纵隔淋巴结肿大
肺炎性肌成纤维细胞瘤	肿块通常与血管无关,边缘光滑或不规则	增强扫描可见中度至显著强化,并可见平直征、桃尖征
肺错构瘤	边缘光滑、整齐的结节或肿块,增强后轻度强化或无强化	可见脂肪和钙化,部分病例可出现爆米花样钙化
肺类癌	肺内孤立性结节或肿块,类圆形或椭圆形,边缘较清楚,增强扫描时多呈明显均匀或不均匀强化	影像表现缺乏特异性,确诊通常需要依靠病理检查

续表

病变类型	影像表现	特点
肺结核球	形态不规则，密度不均匀，可见点状或斑片状钙化，可能有毛刺状	位于肺上叶尖后段或肺下叶背段；可伴随纤维条索状阴影，合并卫星病灶；增强后无明显强化或为环形强化；伴有结核病病史

【重点提醒】

虽然 PSP 是良性肿瘤，但已有文献报道伴有胸膜和淋巴结转移的病例，因此术后随访仍非常重要。

三、肺炎性肌成纤维细胞瘤

【病例】

患者，女，42岁，胸痛3个月，伴咳嗽，体检CT发现肺部结节（图 7-3）。

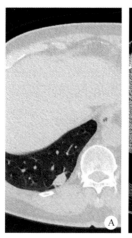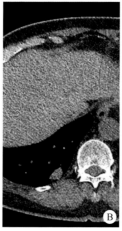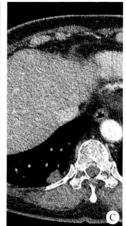

图 7-3　肺炎性肌成纤维细胞瘤

A.肺窗示右肺下叶胸膜处一实性结节，边界清，内部密度均匀，伴有毛刺，内缘平直；B.纵隔窗示结节密度尚均匀，无钙化；C.增强CT示结节轻度均匀强化

【临床概述】

（1）肺炎性肌成纤维细胞瘤（inflammatory myofibroblastic tumor，IMT）既往称为肺炎性假瘤，是一种少见的间叶源性真性肿瘤，属于低度恶性肿瘤。

（2）病因不明，过去认为由炎性病变引起，目前普遍认为是间叶组织来源的真性肿瘤。

（3）临床表现多无特异性，可有咳嗽、咳痰、发热、胸痛等症状，部分患者无症状，偶有咯血或气胸发生。切除肿瘤后，症状和体征多数可消失。

【影像表现】

1. X 线表现　X 线片无特异性表现，通常为单发或多发的圆形或类圆形肿块影，多位于肺的外周，少数病变在 X 线片上可见边缘毛刺。

2. CT 表现　多位于肺的外带、近胸膜下处的球形或不规则形肿块，可见分叶，偶尔可见边缘毛刺，密度可均匀或不均匀，可有钙化、空洞、囊变、出血等改变。肿块沿着肺叶或肺段的边缘可形成平直征，即边缘平直似刀切样改变。病灶边缘可见类似胸膜幕状粘连，似桃的尖角，称为桃尖征。增强扫描可见肿块中度至显著强化，与病灶内组织构成相关，通常强化均匀，边缘见包膜强化。

【鉴别诊断】

肺炎性肌成纤维细胞瘤需与肺内其他囊性或实性病变相鉴别，见表 7-3。

表 7-3　肺炎性肌成纤维细胞瘤的鉴别诊断

疾病	分布	边缘	强化	吸烟	特征性表现
肺炎性肌成纤维细胞瘤	孤立或多发，多位于肺的外带、近胸膜下处	光滑或不规则	中度至显著均匀或不均匀强化	无关	可见平直征、桃尖征

疾病	分布	边缘	强化	吸烟	特征性表现
周围型肺癌	孤立或多发，以上肺为主	不规则	不均匀强化	相关	分叶、毛刺、胸膜牵拉、肺门淋巴结肿大
肺结核球	孤立或多发，肺上叶尖后段和肺下叶背段	不规则	无明显强化	相关	空洞、钙化、卫星灶、树芽征
肺错构瘤	孤立，胸膜下肺实质内	光滑	轻度或无明显强化	无关	囊实混合，可见脂肪、软骨、骨组织
肺真菌感染	孤立或多发，多为肺上叶	不规则	无明显强化	相关	多发结节、磨玻璃样肺间质浸润、晕征

【重点提醒】

当肺外带、近胸膜下发现球形或不规则肿块（或结节），可见分叶，边缘偶尔见毛刺，增强 CT 强化明显，影像学随访显示病灶生长缓慢时，应考虑到肺炎性肌成纤维细胞瘤，确诊通常需要借助完整切除后的病理诊断。

（陈　斌）

第二节　肺　腺　癌

【病例】

病例一　患者，男，27 岁，体检发现右肺上叶磨玻璃样结节（图 7-4）。

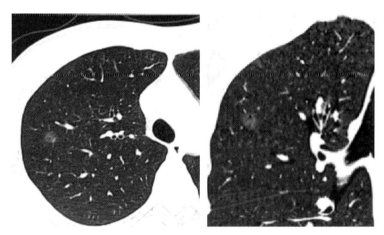

图 7-4　肺原位癌

病例二　患者，女，35 岁，右肺上叶磨玻璃样结节随访 3 年（图 7-5）。

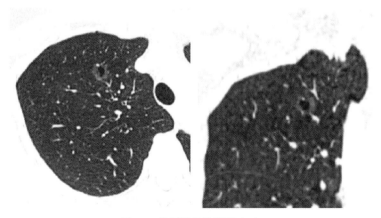

图 7-5　微浸润性肺腺癌（1）

病例三　患者，女性，60 岁，外院发现右肺下叶混合磨玻璃样结节（图 7-6）。

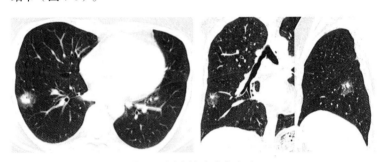

图 7-6　浸润性肺腺癌（2）

【临床概述】

1. **肺腺癌**　为非小细胞肺癌中最常见的类型，近年来肺腺癌的发病率增长明显快于鳞癌，约占肺癌发病率的 40%。与其他类型的肺癌相比，其生长速度较慢。肺腺癌在非吸烟者、女性和年轻患者中更为常见。

2. **病理表现**　肺腺癌是具有腺体分化、能够产生黏蛋白或表达肺细胞标志物的非小细胞肺癌。肺腺癌有 5 种主要病理组织学模式：贴壁型、腺泡型、乳头型、微乳头型和实体型。

3. **临床表现**　肺腺癌的临床表现复杂，大致可归纳为原发肿瘤、胸内蔓延、远处转移和副肿瘤综合征的肺外表现等四类。早期：肺腺癌发病隐匿，早期多无明显症状，大多数是行薄层胸部 CT 检查时发现；常见症状有痰中带血点、血丝或断续的少量咯血。中、晚期肺腺癌压迫、侵犯邻近器官、组织或发生远处转移时，可产生下列征象：压迫或侵犯膈神经，引起同侧膈肌麻痹；压迫或侵犯喉返神经，引起声带麻痹、呛咳、声音嘶哑；压迫上腔静脉，引起静脉怒张，甚至晕厥；侵犯胸膜及胸壁，引起持续性剧烈胸痛；侵入纵隔，压迫食管，引起吞咽困难；侵入纵隔和压迫位于胸廓上口的器官或组织，引起颈交感神经综合征；淋巴转移后，可出现体表淋巴结肿大；产生内分泌物质，呈现非转移性的全身症状，如骨关节病综合征、库欣（Cushing）综合征、重症肌无力、男性乳腺增大、多发性肌肉神经痛等。

【影像表现】

CT表现　肺腺癌发生、发展过程的早期阶段，病变可以出现在肺泡或肺泡管，也可以位于呼吸性细支气管、肺小叶支气管等各种不同的部位，从而造成肿瘤复杂多变的影像形态。张国桢等依据肺腺癌病灶的CT影像学特征，将其大致分为以下10种形态类型（**图 7-7**）：棉球型、充实型、颗粒型、堆聚型、管壁型、树枝型、空腔型、蜂窝型、瘢痕型、脐凹型。此外，肿瘤在不同区域的发展往往不同步，可以表现出停滞不前的状态、退缩状态或很活跃的状态，这也是肿瘤存在不同影像形态的原因。肺腺癌晚期可见软组织密度结节 / 肿块影，呈显著的分叶征、毛刺征、可肺内转移、远处器官转移等。

【鉴别诊断】

1. **机化性肺炎**　是由不同病因引起的肺泡、肺泡管及细支气管的一种非特异性炎症病理改变，属于间质性肺炎。临床症状无特异性，好发于 40～60 岁，男女比例无明显差异，目前尚未证明机化性肺炎与吸烟存在相关性。结节 / 肿块性机化性肺炎与周围型肺癌的区别在于：①反晕征，少见，但具有特征性；②分叶征，大多数为多边形结节型，常为浅分叶；③空泡征、充气支气管征，部分可见，管壁清晰，无包绕破坏；④血管集束征，大部分可见肺血管穿过，较少出现肺血管突然中断；⑤液化坏死、空洞，坏死多集中在中央区，边界较清，空洞较小，内壁光滑，无壁结节形成；⑥纵隔淋巴结肿大，部分可有轻度肿大；无邻近浸润、远处转移。

2. **肺结核球**　是肺结核病变的一种特殊形态，多由肺部继发性结核病灶演变而成，使纤维组织包绕干酪样病变或阻塞性空洞被干酪样物质填充形成球形病灶，发病隐匿。多见于肺上叶，多为圆形或椭

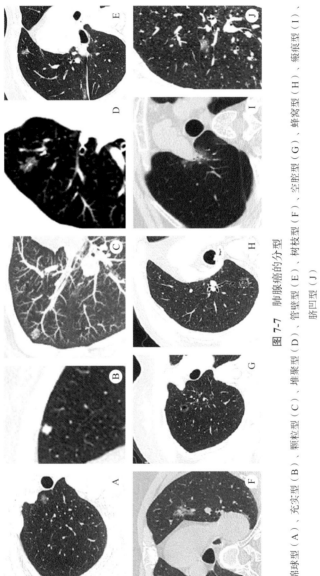

图 7-7 肺腺癌的分型

棉球型（A）、充实型（B）、颗粒型（C）、堆聚型（D）、管壁型（E）、树枝型（F）、空腔型（G）、蜂窝型（H）、瘢痕型（I）、脐凹型（J）

圆形病灶，边缘光整，密度多均匀，其内可见液化坏死形成的小空洞。病灶内常见钙化，可以有肺门、纵隔淋巴结钙化。周围可见卫星灶，即可见到纤维条索及散在的增殖灶，增强后病灶不强化或环形强化。

3. 肺炎性假瘤　是肺实质内的一种以炎性增生性肉芽肿、肉芽组织为主的肿瘤样病变，发病率居肺良性肿瘤的第 2 位，仅次于肺错构瘤。CT 表现以单发为主，好发于中下叶肺野中外带、肺表浅部位，形态为结节型或肿块型，呈较均匀软组织密度，增强显著强化。桃尖征，指肿块边缘形似桃尖的尖角样改变，是由假包膜受邻近结缔组织牵拉形成的肿块边缘尖角样突起。平直征或方形征，指病变中间某一层面可见一侧边缘平直呈刀切样改变或基于胸膜的方形征。

【重点提醒】

肺腺癌按发展演变过程分为非典型腺瘤样增生（atypical adeno-matous hyperplasia，AAH）、原位腺癌（adenocarcinoma *in situ*，AIS）、微浸润腺癌（minimally invasive adenocarcinoma，MIA）、浸润性腺癌（invasive adenocarcinoma，IAC）。根据影像学特征将侵袭前病变（AAH、AIS、MIA）与 IAC 区分开来对手术方式的选择具有重要意义。

（陈海军）

第三节　肺鳞状细胞癌

【病例】

患者，男，59 岁，阵发刺激性呛咳，伴痰中带血丝 1 周。有吸烟史 40 年，平均 20 支 / 天（图 7-8）。

【临床概述】

肺鳞状细胞癌（squamous cell carcinoma，SCC）是一种起自支气管上皮，显示角化和（或）细胞间桥的恶性上皮肿瘤。肿瘤好发于 50 ～ 70 岁男性，男女之比为（6.6 ～ 15）：1。90% 以上的患者

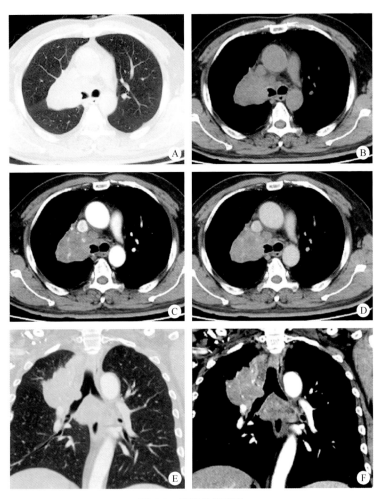

图 7-8 肺鳞状细胞癌

A.横断位肺窗；B.横断位纵隔窗；C.增强动脉期横断位纵隔窗；D.增强静脉期横断位纵隔窗；E.增强动脉期冠状位肺窗；F.增强动脉期冠状位纵隔窗。示右肺上叶近肺门处软组织肿块，大小约 58mm×53mm，边缘呈浅分叶，部分边界不清；增强扫描肿块呈轻度不均匀强化，右肺上叶支气管闭塞，病灶远端见节段性肺不张；右侧肺门及纵隔多发肿大淋巴结，部分融合成团，增强扫描呈轻度较均匀强化有长期吸烟史。大多数肺 SCC 位于中央，起自主支气管、叶或段支气管，约 1/3 的肿瘤位于周围。SCC 通过直接浸润累及邻近结构。对于中央型 SCC，与隆突的距离是决定其治疗方式的关键因素，但是这个距离不能仅仅依据肺切除术后的病理检查确定，还需要结合手术所见、支气管镜和（或）影像学检查结果。

【影像表现】

1. X 线表现　肺门影增大、增浓或肺门区出现肿块影；引起较大的支气管改变，如支气管狭窄，甚至截断征象；中央型肺癌的压迫、阻塞作用会造成阻塞性肺炎、肺不张或者阻塞性肺气肿。典型的中央型肺癌在 X 线片上表现为肺门旁肿块伴远端肺不张，肺门肿块及不张的肺组织边缘可形成较典型的横 "S" 征。

2. CT 表现

（1）直接征象：位于肺叶支气管周围的肺门肿块多为管壁型，表现为支气管管壁局部增厚，并伴有支气管周围软组织肿块形成，这些肿块可能导致管腔的狭窄甚至阻塞。位于肺段支气管周围的肿块多为管外型，肿瘤常沿肺段支气管长轴生长，可侵及整个肺段，类似于肺实变，但边缘往往膨隆、有分叶或切迹。肿块边缘较为光滑、清晰，可有浅分叶，密度均匀或不均匀，有的肿块内有不定形钙化。

（2）间接征象：①阻塞性肺气肿，呈现肺段、肺叶范围的密度减低区。②阻塞性肺炎，因支气管阻塞程度和时间不同，表现为小叶融合及肺段、肺叶实变影。当肿瘤向远侧侵犯时，充气支气管分支减少、僵硬。增强后实变病灶内部可见强化的血管影，即血管造影征，并可见边界清楚的坏死区。③阻塞性肺不张，肿瘤所在支气管相应的肺段、肺叶体积减小，密度增高，肺门侧有肿块影突出于肺不张的边缘。增强扫描后不张的肺内可见肿块轮廓，其强化幅度低于不张的肺组织。增强扫描在实变肺组织及不张肺内可见黏液支气管征。

【鉴别诊断】

肺鳞状细胞癌需与支气管内或肺内实性病变相鉴别，见**表 7-4**。

表 7-4 肺鳞状细胞癌的鉴别诊断

病变	分布	形态	钙化	强化	影像表现
肺鳞状细胞癌	2/3位于中央，1/3位于周围	位于肺门支气管周围的肺门肿块多为管型，位于肺段支气管周围的肿块多为管外型	少见	轻到中度强化	中央型鳞癌多表现为肺门区管型肿块，可伴有肺不张和支气管截断；周围型鳞癌表现为管外型肿块，可有分叶、毛刺；增强后可见血管造影征和边界清楚的坏死区
支气管内膜结核	支气管黏膜下	支气管黏膜不均匀增厚	少见，支气管内膜层状钙化	中度，线样强化	支气管广泛不均匀增厚，支气管向心性狭窄或呈串珠样改变，无明显截断征象
肺错构瘤	肺外带	圆形，边界清楚	有时呈中心分布、爆米花样	不均匀强化	肺外带，无分叶，无毛刺，无卫星灶，呈爆米花样钙化
硬化性肺泡细胞瘤	肺外带	孤立性结节	30%，呈斑点状或小结节状	显著强化	孤立性结节，血管贴边征，空气新月征，跨叶间裂生长
肺炎性肌成纤维细胞瘤	肺外带	圆形、卵圆形、不规则形	少见	静脉期持续明显强化	邻近胸膜下，桃尖征（内侧缘），部分边缘平直征，空泡征，邻近胸膜增厚

【重点提醒】

鳞状细胞癌恶性程度较高，多血供丰富，生长较快，故具有较为特征性的影像表现：多灶状坏死或空洞形成，一般瘤体越大，出现坏死的概率越高。鳞状细胞癌生长快，易出现缺血坏死，增强扫描示肿瘤组织和坏死组织之间形成明显界限。

（李 铭 孙英丽 仝德快）

第四节 小细胞肺癌

【病例】

患者，男，68岁，体检发现"左肺下叶占位"1天，无明显不适主诉（图7-9）。

【临床概述】

（1）小细胞肺癌（small cell lung carcinoma，SCLC）即小细胞神经内分泌癌，占肺癌的10%～20%。肿瘤大多位于肺门或肺门旁，少数位于周围。患者多为中老年人，80%以上的患者为男性，85%以上的患者为吸烟者。因肿瘤生长迅速、易早期转移，以及异位激素的产生，胸膜、纵隔受累常见且较广泛，常导致上腔静脉综合征。

（2）病理表现为肿瘤大多位于肺门或肺门旁，肿瘤边界清楚，切面呈灰白色、质硬，常可坏死。小细胞肺癌好发于支气管黏膜下，在支气管黏膜下和血管周围呈长条状蔓延；少部分病变可侵入血管腔内生长，长大后可呈蠕虫样改变。

（3）临床表现为频繁发作的咳嗽、咯血、呼吸急促、喘息症状或气管炎、肺炎的反复发作，同时小细胞肺癌早期极易发生肺门及

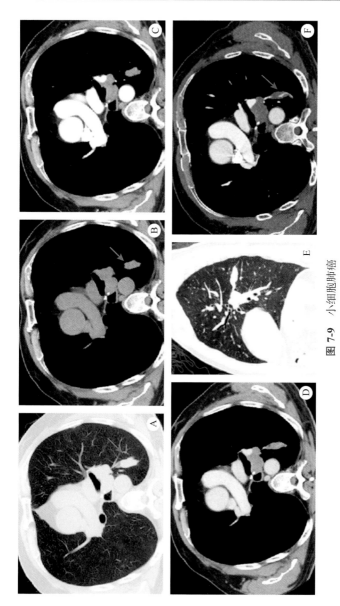

图 7-9 小细胞肺癌

A. 横断位肺窗；B. 横断位纵隔窗；C. 增强动脉期横断位；D. 增强静脉期横断位；E. 斜矢状位肺窗；F. 横断位纵隔窗。示左肺下叶背段沿支气管血管束走行的鞘套状软组织密度影（图 A、B 中箭头），边界清晰，边缘光整，增强扫描呈轻度强化，左肺门旁多发肿大淋巴结，增强扫描至轻度均匀强化。左肺下叶背段支气管轻度狭窄。横断位纵隔窗显示"血管包埋"征象（图 F 中箭头）

纵隔淋巴结转移，导致上腔静脉压迫，患者可出现面部肿胀、呼吸困难；如同时导致喉返神经受压，有些患者会出现声音嘶哑；因神经内分泌功能紊乱而引发的类癌综合征，可能导致患者出现低钠血症及皮肤瘙痒等症状；部分患者即便原发病灶很小，也可能在早期发生肺外转移，使肺外症状成为其首要临床表现。

【影像表现】

1. X 线表现　早期一般没有明显的征象。当癌肿转移到肺门及纵隔淋巴结时，可出现肺门阴影或纵隔阴影增宽，当纵隔转移淋巴结压迫膈神经时，可见膈肌抬高，透视可见膈肌的反常运动。气管隆突下出现肿大的转移淋巴结时，可使气管的分叉角度增大。晚期病例还可以见到胸腔积液或被破坏的肋骨。

2. CT 表现

（1）中央型小细胞肺癌：多见（82%），CT 表现为肺门肿块呈纺锤样或茄形，边界清，增强呈轻 - 中度强化，伴有肺门、纵隔广泛淋巴结转移、融合，形成"冰冻肺门"、"冰冻纵隔"及"血管包埋"征象。冰冻肺门较冰冻纵隔现象更常见，提示肺门淋巴结的受累往往先于纵隔淋巴结，与淋巴结引流一致，淋巴结转移后先增殖肿大，然后突破淋巴组织侵入周围脂肪间隙，最终形成一个无明显界限的肿瘤。少数可见轻度阻塞性肺炎、肺不张。

（2）周围型小细胞肺癌（18%）：CT 表现为肺周围孤立性结节，可见浅分叶，病灶远端可见"小尾巴"征，呈分支状、蠕虫样改变，病灶密度均匀，增强呈轻至中度均匀强化。这可能与周围型小细胞肺癌病灶较小、生长缓慢、不易缺血坏死有关，也可能与周围型小细胞肺癌细胞排列紧密匀称有关，早期发生肺门、纵隔广泛淋巴结转移，呈"娘小仔大"，即原发病灶小，纵隔、肺门淋巴结转移明显。

【鉴别诊断】

小细胞肺癌需与肺内其他实性病变相鉴别，见表 7-5。

表 7-5 小细胞肺癌与肺内其他实性病变的鉴别诊断

疾病	分布	形态	钙化	强化	特征性表现
鳞癌	支气管内或包绕支气管	肿块或结节，一般体积较大	少见	明显	多发壮块坏死或偏心性厚壁空洞，空洞倾向于远离肺门的一侧。占位效应强，易侵犯邻近组织，且易侵犯支气管引起阻塞性肺炎、肺不张
腺癌	肺外周带（肺泡或终末气道）	结节或肿块，一般体积较小	少见	轻度	混合磨玻璃密度/实性密度，呈浅分叶、细毛刺，小空泡征、血管集束征、胸膜牵拉征
类癌	多为中央型、较少分布于肺外周带	支气管腔内结节、肺门肿块或肺外周带孤立性结节	常见，偏心性不定形钙化	明显	肺门肿块、偏心性钙化、气道阻塞及黏液栓呈"指套"征。病灶骑跨气管于气管周围生长成体积较大肿瘤，呈"冰山"征
淋巴瘤	叶-段支气管周围，双侧多发，较单发多见	形态多变，如肿块、结节、斑片状或网状影	无，治疗后少见点状或蛋壳状钙化	轻-中度均匀强化	形态多样，肿块型浅分叶、无毛刺及胸膜牵拉征象。可见支气管充气征、血管造影征

【重点提醒】

CT 表现：鸭蹼状突起、腊肠条状突起（肿瘤沿支气管浸润，表面界清、圆钝）、"沼泽样"强化（坏死常不彻底，坏死区分散较小；增强后密度不高，稍均匀，有小片状稍低密度模糊坏死）；血管包埋征（侵袭力强，包埋血管）；阻塞现象轻微（肿瘤组织不在支气管内）；原发病灶小，纵隔转移病灶大；冰冻纵隔（淋巴结转移及周围浸润灶融合）；脂肪间隙消失（淋巴结转移快，侵袭迅速）。

（孙英丽 仝德快 李 铭）

第五节 肺 转 移 瘤

【病例】

患者，男，80 岁，乙状结肠癌术后 2 年（图 7-10）。

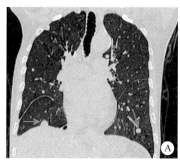
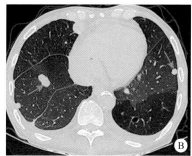
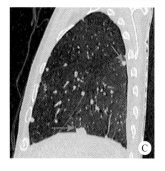

图 7-10 肺转移瘤

A. 冠状位；B. 横断位；C. 矢状位。示肺内多发小结节，大小不等，最大者直径约 19mm（箭头），有少量胸腔积液

【临床概述】

（1）肺转移瘤是最常见的肺肿瘤之一，其原发性恶性肿瘤包括肺癌、乳腺癌、结肠癌、胰腺癌、胃癌、皮肤癌（即黑色素瘤）、头颈部和肾脏恶性肿瘤等。20%～54%的肺外恶性肿瘤患者于尸检时发现肺转移瘤。

（2）肺转移瘤有3种转移途径，即血行转移（最常见）、淋巴转移和支气管内转移（少见）。大多数肺转移瘤通过动脉系统转移到肺部，癌栓浸润并穿过肺小动脉及毛细血管壁，于周围间质及肺泡内形成肺转移灶。淋巴转移通常是间接的，肿瘤细胞首先经血行扩散至肺动脉和小动脉，随后侵犯邻近的间质间隙和淋巴管，形成多发的小结节病灶。支气管内转移少见，由肿瘤通过直接侵入或播散支气管而发生。

（3）大多数肺转移灶为单发或多发结节，初期可无任何症状，随后可表现为咳嗽、咯血和呼吸困难等，症状无特异性。此外，多数患者可见原发肿瘤的临床表现。

【影像表现】

1. X线表现　血行转移的典型表现为双侧多发圆形、大小不等、边界清楚的实性肺结节和肿块，多见于肺基底部，由重力影响下的肺底血流量增加引起。肺转移瘤的大小从1mm至5cm不等，甚至更大。小的粟粒性结节多见于甲状腺癌、肾细胞癌和黑色素瘤等富血管原发肿瘤的转移灶；肾癌、睾丸癌、乳腺癌和结直肠癌等更容易导致孤立转移。肺内淋巴转移时，肿瘤细胞沿着淋巴管扩散，导致淋巴管扩张和小叶间隔增厚，呈串珠样改变，淋巴管受阻导致淋巴管炎时可伴结节网状影。病理证实为淋巴管癌的患者，30%～50%的胸部X线片正常。

2. CT表现　血行转移常表现为双肺多发、散在、大小不等的圆形或类圆形结节，边缘清楚，多见于肺的外1/3，尤其是胸膜下区域，并在肺次级小叶内随机分布。伴有病灶周围出血时，呈"晕圈"征表现，即结节周围坏绕磨坡墙晕征，边缘模糊。边界不规则常见于转移性腺癌；空洞常见于转移性鳞癌。钙化较少见，多为骨肉瘤转移，少数为软骨肉瘤、胃肠道或乳腺乳头状和黏液腺癌转移。偶尔，位于胸膜下部位的转移，特别是骨肉瘤，可能破裂进入胸膜间隙，导致气胸。淋巴转移的典型表现为支气管血管束和小叶间隔结节状、不规则或平滑肌增厚，小叶中心及胸膜下可见孤立的小结节。约30%的病例CT表现为胸腔积液，40%的病例表现为肺门或纵隔淋巴结肿大。

【鉴别诊断】

肺转移瘤与原发性肺癌的鉴别见**表 7-6**。

表 7-6　肺转移瘤与原发性肺癌的鉴别

对比项	肺转移瘤	原发性肺癌
原发部位	肺或其他脏器	肺
分期	均为晚期	任何时期
临床表现	无明显症状	痰中带血、咯血、咳嗽、胸痛等
影像表现	常为球状	常为分叶状，可见边缘毛刺
好发部位	多见于肺外野	全肺均可发生
结节数目	一般多发，少数单发	一般单发
痰液细胞学检查	一般不可见	可见癌细胞

【重点提醒】

与 X 线相比，CT 检出肺转移瘤的敏感性明显更高，但特异性较低。多项研究表明，胸外恶性肿瘤患者的孤立性肺结节更有可能为原发性肺癌，而不是肺转移瘤。

（王雯芳）

第八章

肺血液循环障碍性疾病

第一节　肺　水　肿

【病例】

病例一　患者，女，77岁，胸闷伴喘息2小时，伴咳嗽，有冠心病、高血压病史。实验室检查 NT-proBNP：9688pg/ml（图 8-1）。

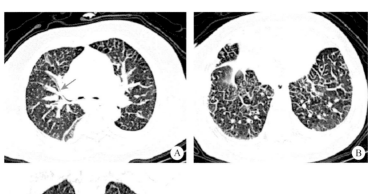

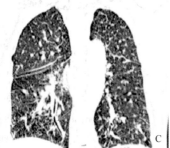

图 8-1　间质性肺水肿

A、B. 横断位；C. 冠状位。示双肺小叶间隔光滑、增厚，叶间裂增厚。支气管血管束增厚，呈袖套样改变（图 A、C 中箭头）。双侧胸腔少量积液

病例二　患者，男，54岁，胸闷伴喘息2周，加重3天，有夜间胸闷、气喘症状发作，端坐位呼吸。当地卫生院以肺部感染输液治疗无效转入上级医院，入院实验室检查NT-proBNP：2490pg/ml（图8-2）。

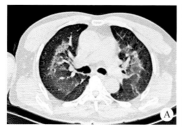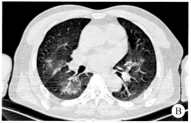

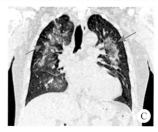

图8-2　肺泡性肺水肿

A、B.横断位；C.冠状位。示以肺门为中心，在双肺内中带分布的磨玻璃影，呈"蝶翼"征表现

【临床概述】

（1）肺水肿是肺部血管外液体的过多聚集，是液体从毛细血管渗透到肺间质和肺泡造成的。

（2）根据液体聚集的部位，肺水肿可以分为间质性肺水肿和肺泡性肺水肿。在发病机制上，可以将肺水肿分为流体静压性肺水肿和渗透性肺水肿；根据病因又可以分为心源性肺水肿和非心源性肺水肿，非心源性肺水肿又包括肾源性肺水肿、神经源性肺水肿及其他原因所致肺水肿，其中以心源性肺水肿最常见。

（3）临床表现为胸闷、呼吸困难、咳嗽、咳痰等，查体可闻及双肺干湿啰音。

【影像表现】

（一）间质性肺水肿

1. X 线表现

（1）肺纹理和肺门影模糊：血管周围水肿。

（2）支气管套袖征：支气管周围间质水肿、增厚。

（3）小叶间隔线：Kerley A 线为由肺门向外的放射状线影，长 5～6cm、宽 0.5～1mm，多见于上肺野。Kerley B 线为与胸膜垂直的短线影，长 1～2cm、宽 1～3mm，多位于肋膈角区。Kerley C 线，相互交织成网格状的线状影，多见于中下肺野。其中以 Kerley B 线常见。

（4）常合并心影增大、胸腔积液。

2. CT 表现

（1）支气管套袖征。

（2）小叶间隔光滑、增厚。

（3）肺实质密度增高，呈斑片状磨玻璃影。

（4）常伴有心脏增大、心包积液及胸腔积液。

（二）肺泡性肺水肿

1. 中央型肺水肿 肺野内中带以肺门为中心的磨玻璃影，肺野外带常不受累，表现为蝶翼征。

2. 弥漫型肺水肿 中下肺野外带分布的磨玻璃影，从上至下、从前至后逐渐增高，密度不均，边缘模糊，分布常不对称。

3. 局限型肺水肿 位于一侧或一叶的磨玻璃影，右侧多见。CT 较 X 线检查能更清晰地显示肺水肿的分布、范围、类型和程度。

【鉴别诊断】

肺水肿需要与肺炎、肺内癌性淋巴管炎及肺泡蛋白沉着症等相鉴别，见表 8-1。

表 8-1　肺水肿与其他疾病的鉴别诊断

疾病	病史	间质表现	分布	伴随表现
急性间质性肺炎	呼吸道感染	小叶间隔增厚	弥漫性分布	晚期伴有纤维化改变，牵拉性支气管扩张
癌性淋巴管炎	肿瘤病史	小叶间隔及叶间裂不规则结节状增厚，呈串珠状，小叶结构不变形	弥漫性或局灶性分布，不对称	伴有肺门、纵隔淋巴结肿大，肺原发灶，胸腔积液
肺炎	感染病史	无小叶间隔增厚	叶段分布，不对称	可有单侧胸腔积液
肺泡蛋白沉着症	病因不明，起病隐匿，病程慢性迁延	小叶间隔及小叶内间隔增厚，呈铺路石样改变	病变与正常肺组织分界清楚，表现为地图样分布	无胸腔积液、无淋巴结肿大

【重点提醒】

肺水肿患者常有心、肾、脑疾病等病史，临床表现为胸闷、咳嗽、咳痰，可闻及干湿啰音等，心源性肺水肿还可伴有心影增大及双侧对称性胸腔积液，治疗后短时间内疗效明显。

（张　杨）

第二节　肺动脉栓塞

【病例】

病例一　患者，男，53 岁。半日前无明显诱因下出现心前区持续性闷胀，伴心悸气短、持续性加重，平卧或休息后不能缓解。实验室检查 D- 二聚体：2.95mg/L（**图 8-3**）。

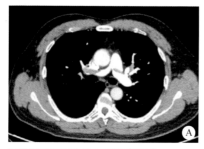
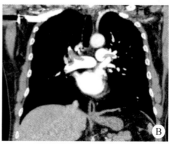

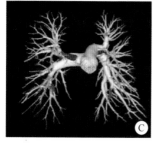

图 8-3 急性肺动脉栓塞

A. 横断位；B. 冠状位；C. VR 重建。示左右肺
动脉内低密度充盈缺损，对比剂环绕周边

病例二 患者，女，60 岁。5 天前突发晕厥、抽搐，伴胸痛、胸闷。当地诊治之后仍反复晕厥，治疗效果不佳，转入上级医院。入院实验室检查 D- 二聚体：8.32mg/L（**图 8-4**）。

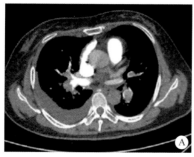
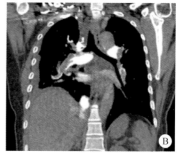

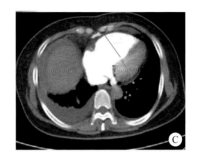

图 8-4　肺动脉栓塞

A. 横断位；B. 冠状位。示左右肺动脉及
其分支内见低密度充盈缺损，右侧胸腔积
液。C. 横断位，示右心室增大，右心室短
径 49.8mm，左心室短径 34.4mm，右心室 /
左心室短径比值约 1.4

　　病例三　患者，男，60 岁。半个月前无明显诱因下出现咳嗽、咳痰、
胸闷伴喘息。5 天前患者左下肢肿胀，超声提示左下肢广泛深静脉血
栓，遂就诊于上级医院。入院实验室检查 D- 二聚体：6.08mg/L（**图 8-5**）。

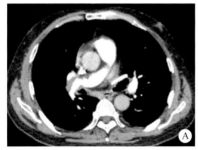

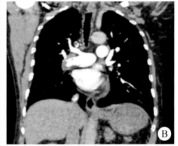

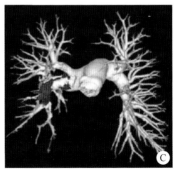

图 8-5　慢性肺动脉栓塞

A. 横断位；B. 冠状位；C. VR 重建。示右
肺动脉及分支内偏心性充盈缺损

【临床概述】

（1）肺动脉栓塞的栓子包括血栓、脂肪、羊水、空气等。

（2）肺动脉栓塞的临床表现以胸痛、呼吸困难为主。症状轻重主要取决于血管堵塞的程度、发生速度和心肺功能的基础状态，轻者可无任何症状；重者可发生休克或猝死。

（3）D-二聚体升高提示凝血和纤溶系统的激活，对肺动脉栓塞有一定的提示作用，且有很高的阴性预测值。

【影像表现】

1. 胸部 X 线检查　即使是广泛肺动脉栓塞患者，胸部 X 线片也可表现为正常。胸部 X 线检查并非为了诊断肺动脉栓塞，而是为了排除症状类似的其他病变，如肺炎、胸膜炎、气胸等。

2. 肺动脉 CT 造影（computed tomography pulmonary angiography，CTPA）　1992 年首次报道使用 CTPA 诊断肺动脉栓塞，CTPA 现已成为临床疑诊肺动脉栓塞的主要检查方法，获临床广泛认可。随着 CT 技术的进步，可以检查到位于亚段水平或亚段以下肺动脉分支的很小的肺栓塞。

（1）直接征象：肺动脉管腔内低密度充盈缺损。急性肺动脉栓塞多呈中心性充盈缺损，对比剂环绕周边，或者表现为血栓完全阻塞形成的肺动脉突然截断；慢性肺动脉栓塞常呈偏心附壁充盈缺损、蹼样征、血管纤细/狭窄。

（2）间接征象：包括基底贴胸膜的楔形肺实变、肺不张、肺动脉局部扩张、胸腔积液、局部肺灌注不足等。

（3）重症肺动脉栓塞征象：急性右心衰竭是严重肺动脉栓塞患者循环衰竭和死亡的主要原因。CT 横断位测量右心室/左心室短径比值＞1.5 提示重症肺动脉栓塞。

【鉴别诊断】

（1）肺结核毁损肺等原因可引起部分肺动脉分支显影不良，但主动脉期显影良好，提示为体-肺循环分流的假性充盈缺损。

（2）肺动脉肉瘤等肿瘤性病变也可表现为肺动脉内的充盈缺损。通常急性肺栓塞无强化，而慢性肺栓塞和肺动脉肉瘤可强化。恶性肿瘤有时可累及肺动脉瓣，或侵蚀血管壁。

（3）肺癌、肺曲霉病等肺内病变也可累及肺动脉管壁，多为单侧肺动脉受累，表现为腔内外软组织影，形态不规则，可强化。

【重点提醒】

CTPA 已经成为肺动脉栓塞的一线检查方式，不仅能够准确诊断急慢性肺动脉栓塞，还能通过右心室/左心室短径比值增加提示疾病严重程度，比值＞1.5 提示右心衰竭可能。

（张　杨）

第九章

间质性肺疾病

第一节　已知病因的间质性肺疾病

【病例】

患者，男，45岁，反复咳嗽、胸闷5年，加重伴气喘半个月（图9-1）。

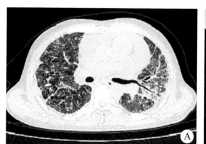
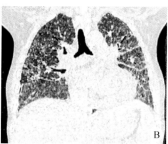
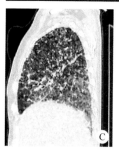

图 9-1　肺尘埃沉着病

A. 横断位；B. 冠状位；C. 矢状位。示双肺多发不规则小
结节、条索及网格影

【临床概述】

间质性肺疾病的原因很多，如因吸入无机粉尘而导致的多种职业相关性疾病，如肺尘埃沉着病、石棉沉着病及硅沉着病等；使用胺碘酮、博来霉素、甲氨蝶呤等药物引起的药物相关的间质性肺炎；结缔组织疾病相关的间质性肺炎，如系统性硬化、类风湿关节炎、系统性红斑狼疮、干燥综合征等。

肺尘埃沉着病是指在职业活动中长期吸入生产性粉尘并在肺内潴留而引起的以肺组织弥漫性纤维化为主的疾病。主要病理改变是双肺弥漫性间质纤维化、肺尘埃沉着病结节融合团块、胸膜病变等。早期肺尘埃沉着病多无明显症状和体征，进展期主要表现为咳嗽、咳痰、胸痛、呼吸困难、咯血等。

【影像表现】

1. X线表现　广泛的肺纹理改变、纤维条索、结节影及网状阴影。

2. CT表现　两肺结构扭曲、紊乱，见条索、网格、结节及钙化影；可见局限性/弥漫性胸膜增厚、胸腔积液。

【鉴别诊断】

1. 结节病　以中青年女性常见，影像学可见粟粒状或结节状影，散在分布，晚期呈肺弥漫性纤维化改变，可见广泛网状、点片状或结节状阴影，常伴全身浅表淋巴结肿大。肺尘埃沉着病的主要临床表现为咳嗽、咳痰、胸痛、呼吸困难、咯血等，无全身淋巴结肿大。

2. 急性粟粒型肺结核　主要CT表现为全肺野分布的，密度、大小均匀一致的结节，边缘清楚，无肺气肿及支气管血管束增粗改变。肺尘埃沉着病病变位于中上肺野，以内中带背侧及小叶中心分布为主。

【重点提醒】

明确的临床病史对肺尘埃沉着病的诊断至关重要。

（纵　然）

第二节 肉芽肿相关的间质性肺疾病

【病例】

病例一 患者，女，50岁，体检发现血小板计数降低2年（图9-2）。

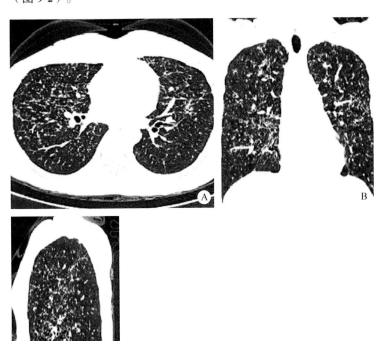

图9-2 肺结节病（1）

A.横断位；B.冠状位；C.矢状位。示双肺弥漫性分布、大小不一的结节影

病例二　患者，女，57岁，反复发热、咳嗽、咳痰半个月（图9-3）。

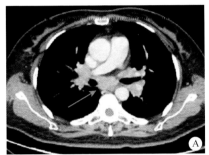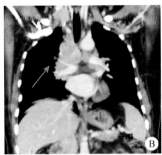

图9-3　肺结节病（2）

A. 横断位；B. 冠状位；C. 矢状位。示双侧肺门及纵隔
多发肿大淋巴结（箭头）

【临床概述】

（1）结节病是一种原因不明的、以伴上皮细胞增生的非干酪性肉芽肿为特征的系统性肉芽肿性疾病。以中、青年发病为主，女性较多见。

（2）病理表现为由上皮样细胞、多核巨细胞和淋巴细胞共同组成的肉芽肿，无干酪样坏死，结节直径为0.5～2mm，可融合成大结节；后期结节边缘出现纤维化。

（3）临床表现为乏力、低热、体重下降、关节痛等非特异性表现，50%的患者无症状；可累及几乎任何器官，最常见病变部位为胸部；50%的患者以胸外病变就诊，以皮肤、眼为常见。

【影像表现】

1. X 线表现　双侧肺门淋巴结对称性增大，呈分叶状，边界清楚；双肺内散在粟粒状结节影，以双肺下野多见，边缘较为清楚，可并存网状、条索状肺纤维灶；可见不规则肿块影，边缘较清楚；可伴有胸腔积液或胸膜增厚。

2. CT 表现　常见对称性纵隔及肺门淋巴结肿大，边缘清楚，呈分叶状，可发生钙化；结节直径通常在 2～10mm，边缘清楚，沿支气管血管束、小叶间隔及胸膜下分布；中上肺可见斑片状磨玻璃影及实变影，边缘模糊，内可见空气支气管征；约 50% 的患者有小叶间隔增厚，呈与胸膜垂直的结节状细线，下肺较多，可见纤维灶、支气管牵拉扩张等。

【鉴别诊断】

急性粟粒型肺结核：两肺结节分布均匀、大小基本相仿、密度均匀，有结核相关临床症状。结节病肺内结节常大小不一、呈非对称性，以两上肺分布为主；常伴有肺门及纵隔淋巴结肿大。

【重点提醒】

结节病诊断属于排他性诊断，主要结合临床表现、影像学表现、病理活检、血清学检查等，除外其他原因引起的肉芽肿性疾病后，才能确诊结节病。主要依据如下：①组织学显示非干酪性坏死性上皮样细胞肉芽肿；②相应的影像学特征；③除外有相似临床表现及组织学的其他疾病。

（纵　然）

第三节　特发性间质性肺炎

【病例】

病例一　患者，男，70 岁，咳嗽、咳痰、胸闷 4 年（图 9-4）。

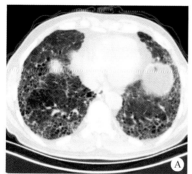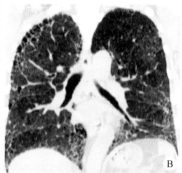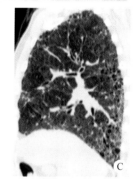

图 9-4　特发性肺纤维化（IPF）

A. 横断位；B. 冠状位；C. 矢状位。示双肺胸膜下和
基底部分布为著的网格、蜂窝影

病例二　患者，女，78 岁，咳嗽、咳痰、活动后气促（**图 9-5**）。

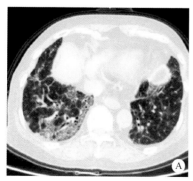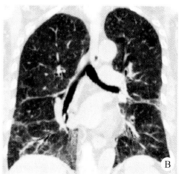

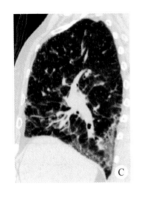

图 9-5 非特异性间质性肺炎（NSIP）

A. 横断位；B. 冠状位；C. 矢状位。示两肺磨玻璃影伴网格影，以下肺基底部为主，但紧邻胸膜下肺区较轻，可见轻度细支气管扩张

病例三 患者，男，66 岁，活动后气喘 1 个月，偶有咳嗽、发热、咳白色黏痰（**图 9-6**）。

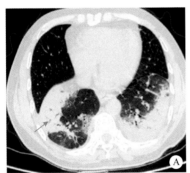

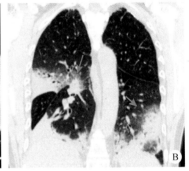

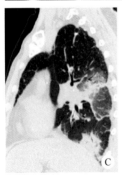

图 9-6 隐源性机化性肺炎（cryptogenic organizing pneumonia，COP）

A. 横断位；B. 冠状位；C. 矢状位。示两下肺大片实变影及磨玻璃影，内见空气支气管征，可见反晕征和环礁石征（箭头）

病例四　患者，女，52 岁，发热、咳嗽、咳痰、胸闷 1 周（图 **9-7**）。

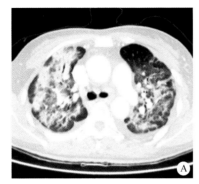
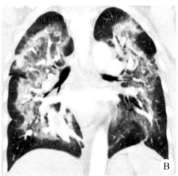
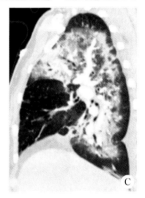

图 9-7　急性间质性肺炎（acute interstitial pneumonia，AIP）

A. 横断位；B. 冠状位；C. 矢状位。示两肺弥漫性对称性分布的磨玻璃影和实变影，伴两侧胸腔少量积液

病例五　患者，男，54 岁，反复咳嗽、咳痰、呼吸困难 3 年，吸烟 30 年，平均每天 1 包（图 **9-8**）。

病例六　患者，男，55 岁，咳嗽、干咳半年余，吸烟 35 年，平均每天 2～3 包（图 **9-9**）。

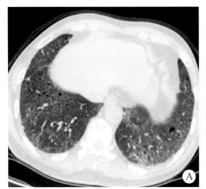 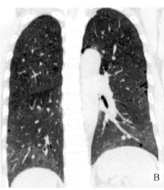

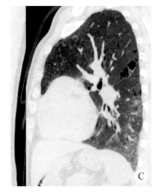

图 9-8 脱屑性间质性肺炎（desquamative interstitial pneumonitis，DIP）

A. 横断位；B. 冠状位；C. 矢状位。示两侧下肺野弥漫性磨玻璃影，支气管血管旁小结节及囊腔影

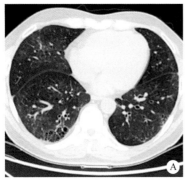 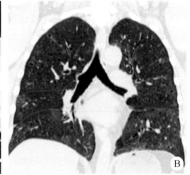

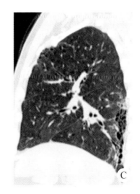

图 9-9 呼吸性细支气管炎伴间质性肺病
（respiratory bronchiolitis-interstitial lung disease，
RB-ILD）

A. 横断位；B. 冠状位；C. 矢状位。示两肺胸膜下分布
为主的磨玻璃影、网格影

病例七 患者，男，51 岁，咳嗽、咳痰、乏力 3 年余，加重 1 周
（**图 9-10**）。

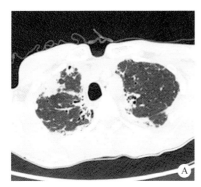

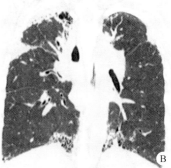

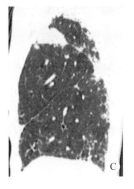

图 9-10 胸膜肺实质弹力纤维增生症（pleuropar-
enchymal fibroelastosis，PPFE）

A. 横断位；B. 冠状位；C. 矢状位。示两肺上叶分布为
主的胸膜不规则增厚，胸膜下肺间质增厚，上肺容积减
少，肺门上提

【临床概述】

1. 特发性间质性肺炎（idiopathic interstitial pneumonia，IIP）是一组病因不明、具有不同病理类型的异质性间质性肺病。其特征为不同类型和程度的炎症与纤维化所构成的肺实质损伤。2013 年美国胸科学会（ATS）和欧洲呼吸学会（ERS）共识将 IIP 分为三大类：主要 IIP、罕见 IIP 和不能分类的 IIP。主要 IIP 又可分为三类：慢性纤维化性间质性肺炎、急性 / 亚急性间质性肺炎和吸烟相关性间质性肺炎。IIP 的详细分类见**表 9-1**。

表 9-1 IIP 的详细分类

分类		亚类	描述
主要 IIP	慢性纤维化性间质性肺炎	特发性肺纤维化（IPF）	病程长，以肺组织纤维化为特点，预后较差
		非特异性间质性肺炎（NSIP）	病程长，纤维化程度较轻，但同样会影响肺功能
	急性 / 亚急性间质性肺炎	隐源性机化性肺炎（COP）	起病急，肺组织内出现机化病变，需迅速诊断与治疗
		急性间质性肺炎（AIP）	起病急，病情发展迅速，预后较差
	吸烟相关性间质性肺炎	呼吸性细支气管炎伴间质性肺病（RBILD）	与吸烟行为紧密相关，戒烟有助于病情控制
		脱屑性间质性肺炎（DIP）	与吸烟行为紧密相关，戒烟和（或）激素治疗有效
罕见 IIP		特发性胸膜肺实质弹力纤维增生症	发病率低，临床和病理特征独特
		特发性淋巴细胞性间质性肺炎	发病率低，病理特征以淋巴细胞浸润为主
不能分类的 IIP			占 IIP 的 10% ～ 30%，临床和病理资料不足、病情复杂多变

2. 不同类型 IIP 的病理特点　不同类型 IIP 病理特点不同，主要表现为不同程度的炎症细胞浸润和弹力纤维增生。例如，特发性肺纤维化（IPF）在病理学上表现为普通型间质性肺炎（usually interstitial pneumonia，UIP），可见明显的纤维化形成胶原瘢痕，弹力纤维增多；少量淋巴细胞，伴或者不伴浆细胞、嗜酸细胞和活动性的成纤维细胞灶，可见蜂窝样改变。NSIP 根据炎症细胞浸润比例和纤维化程度可分为细胞性 NSIP、纤维性 NSIP、混合性 NSIP；纤维性 NSIP 比细胞性 NSIP 多见，纤维化可以累及肺泡间隔、细支气管周围间质及小叶间隔等。

3. IIP 的主要临床表现　为气促、咳嗽、咳痰，听诊部分可闻及吸气性爆裂音，以双肺底部最为明显。慢性纤维化性间质性肺炎患者可见杵状指，发病隐匿，进展迅速，患者的生活质量较差。急性 / 亚急性间质性肺炎可出现发热、咳嗽、咳痰、胸闷气急等感染症状。

【影像表现】

1. X 线表现　IIP 可呈双侧弥漫性、两肺基底部或肺外周分布为主的斑片影、网格影，部分伴有肺容积减少。

2. CT 表现　IIP 在 CT 上的表现多种多样，不同亚型的 IIP 病灶分布、典型征象及伴随征象不同。以下是各亚型 IIP 的 CT 表现特点：

（1）特发性肺纤维化（IPF）

1）HRCT 的典型表现为两肺胸膜下和基底部网格状改变，伴蜂窝肺，以及牵拉性支气管扩张和（或）细支气管扩张。

2）晚期可出现肺容积减小。

（2）非特异性间质性肺炎（NSIP）

1）表现为磨玻璃影和网格影，以胸膜下和肺底部为主，紧邻胸膜下肺区相对不受累，可见牵拉性支气管扩张和细支气管扩张。

2）与 IPF 相比，磨玻璃影更常见且程度更重，蜂窝少。

（3）隐源性机化性肺炎（COP）

1）典型表现为胸膜下斑片状实变影或磨玻璃影，内可见空气支气管征，伴或不伴小结节影。

2）部分可表现为反晕征或环礁石征。

3）病灶可有游走性。

（4）急性间质性肺炎（AIP）

1）表现为双肺弥漫性、对称性分布的磨玻璃影和实变影。

2）有时伴有网状影和支气管充气征。

3）病情进展迅速。

（5）脱屑性间质性肺炎（DIP）

1）通常表现为磨玻璃影，多分布于下肺野、外周肺野。

2）不规则线影和网格影多见，但范围多限于肺底部。

3）可见小囊腔影。

（6）呼吸性细支气管炎伴间质性肺病（RBILD）

1）表现为中央和周围支气管壁增厚，可见磨玻璃影、小叶中心结节，主要位于双肺上叶和下叶背段。

2）RBILD的磨玻璃影范围更广，可累及双肺多个肺叶，可伴肺气肿。

（7）淋巴细胞性间质性肺炎（LIP）

1）表现为磨玻璃影和边缘模糊的小叶中心性结节。

2）小叶间隔及支气管血管束增厚。

3）可见薄壁囊腔。

（8）胸膜肺实质弹力纤维增生症（PPFE）

1）胸膜不规则增厚，并和邻近肺纤维化融合，主要位于双肺上叶。

2）上肺容积明显减少，结构扭曲，牵拉性支气管扩张，肺门上提。

【鉴别诊断】

特发性间质性肺炎需与过敏性肺炎、结节病、石棉沉着病和其他系统疾病或药物相关的继发性间质性肺炎等相鉴别，见**表 9-2**。

表 9-2　特发性间质性肺炎的鉴别诊断

对比项	特发性间质性肺炎	过敏性肺炎	结节病	石棉沉着病
发病年龄	50～70 岁	50～60 岁，可见于年轻人及儿童	30～50 岁	石棉接触史 10 年后
临床症状	渐进性呼吸困难、干咳多见	发热、咳嗽、呼吸困难	乏力、低热、盗汗、消瘦	咳嗽、咳痰、胸痛、呼吸困难
预后	部分较差	较好	较好	较差
分布	多以下肺胸膜下为主	累及全肺且以中肺或上肺为主	主要累及上肺，呈中央或支气管血管周围分布	下肺和胸膜下
HRCT 表现	蜂窝影、网格影，伴或不伴磨玻璃影	小叶中心结节或多灶的马赛克灌注和（或）空气潴留	大片纤维化实变和组织结构变形，可伴淋巴管周围结节	小叶间隔增厚，胸膜下网带状阴影、钙化胸膜斑

【重点提醒】

间质性肺炎诊断应综合临床表现与 HRCT 表现。不同组织学类型的间质性肺炎在 HRCT 上具有一定的影像特征与分布特点，HRCT 对 IIP 具有诊断价值，尤其是 IPF 及 NSIP，UIP 和 NSIP 的病变以双中下肺野、胸膜下分布的网格影为主，伴或不伴蜂窝影。部分不典型病例需行肺活检才能明确诊断。

（马伟玲）

第十章

气道病变

第一节　支气管扩张

【病例】

病例一　患者，男，7 岁，有腺病毒感染史，咳嗽、咳痰伴反复发作性夜间喘息 1 年余（图 10-1）。

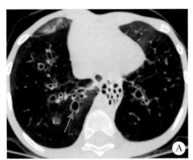
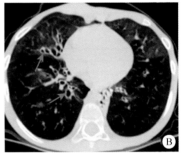
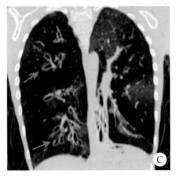

图 10-1　支气管扩张

A、B. 横断位；C. 冠状位。示双肺多发支气管呈囊柱状扩张（箭头），支气管管壁增厚，两肺肺气肿，左下肺囊性肺纤维化

病例二 患者，男，32 岁，确诊变态反应性支气管肺曲霉病（图 10-2）。

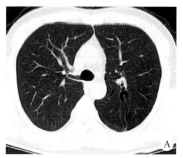
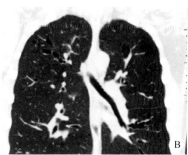
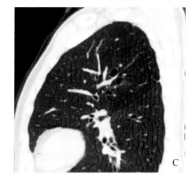

图 10-2 支气管肺曲霉病

A. 横断位；B. 冠状位；C. 矢状位。示双肺多发支气管柱状扩张，支气管管壁增厚

【临床概述】

（1）支气管扩张症（bronchiectasis）主要是指急性、慢性呼吸道感染和支气管堵塞后，反复发生支气管化脓性炎症，导致支气管结构破坏，管壁增厚，引起支气管异常和持久性扩张的疾病总称。其发病原因较为复杂，与异物吸入、纤毛异常、免疫缺陷、先天性和遗传性疾病等密切相关。多见于儿童和青年人。

（2）病理表现是指直径 2mm 以上中等大小的近端支气管由于管壁软骨先天性发育缺陷、肌肉和弹性组织破坏引起的异常扩张。其分为 3 种亚型（柱状支气管扩张、曲张型支气管扩张和囊状支气管扩张），3 种亚型病变的严重程度呈递增趋势。

（3）临床表现为慢性咳嗽、咳大量脓痰（每日痰量可达 100～400ml）、反复咯血，其他表现可有发热、盗汗、乏力、消瘦、胸闷、胸痛等。

【影像表现】

1. X 线表现　胸部 X 线检查诊断支气管扩张症的敏感度相对较低。在中、重度支气管扩张患者的胸部 X 线片中，扩张、增厚的支气管表现为双轨征、蜂窝状及卷发样阴影。囊状支气管扩张表现为多个薄壁环形阴影常含有气液平面；肺血管管径增粗，边界欠清，由邻近支气管周围组织的炎症及纤维化所致。囊性纤维化相关的支气管扩张，经常会出现肺过度充气。局限性的支气管扩张常伴有肺膨胀不全，且多较轻微。

2. CT 表现

（1）直接征象：支气管内径/伴行肺动脉直径＞1.5；从中心到外周，支气管内径未逐渐变细；距外周胸膜或纵隔胸膜 1cm 范围内可见支气管影。

（2）间接征象：支气管管壁增厚（支气管内径＜80% 外径）；黏液嵌塞；呼气相 CT 发现马赛克征、气体陷闭、树芽征。

【鉴别诊断】

囊状支气管扩张需与囊性肺疾病相鉴别：

1. 多发肺囊肿　囊肿相对较大，囊壁较薄，一般较少出现液平面。因囊肿不与气管相通，影像学上可见周围肺纹理清晰。

2. 肺气囊　多见于金黄色葡萄球菌肺炎，变化快，常随炎症吸收而消失。

3. 朗格汉斯细胞组织细胞增生症　在影像学上常表现为多发不规则囊，形态类似支气管扩张，但囊腔分布与支气管走向不一致。病变主要位于上肺，常伴有实性结节。

【重点提醒】

胸部薄层 HRCT 是诊断支气管扩张症的重要检查技术，最小密度投影法可以立体显示支气管形态，有利于观察病灶范围和定位关系。

（林慧慧）

第二节 气管食管瘘

【病例】

病例一 患者，男，出生后 10 小时，喉中有痰伴呼吸不畅 4 小时（图 10-3）。

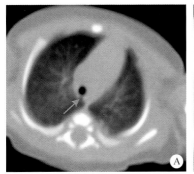
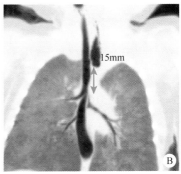
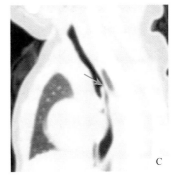

图 10-3 先天性气管食管瘘

A. 横断位；B. 冠状位；C. 矢状位。示食管上段呈盲端，内见置管影，约气管隆突水平见瘘管与下段食管相通，食管上段盲端距离瘘管约 15mm（图 B 所示）

病例二　患者，男，84 岁，确诊食管癌 1 年余伴呛咳（**图 10-4**）。

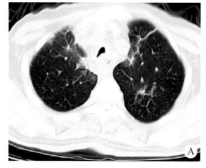
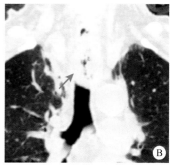

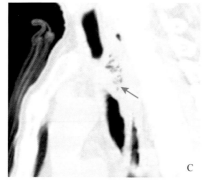

图 10-4　获得性气管食管瘘

A. 横断位；B. 冠状位；C. 矢状位。
示食管上段见巨大肿块影（箭头），
向前凸向气管，与气管左后壁分界
不清，可见气管与食管相通

【临床概述】

（1）气管食管瘘（tracheoesophageal fistula，TEF）是指气管或支气管与食管之间的病理性瘘管，包括气管 - 食管瘘和支气管 - 食管瘘，临床以气管食管瘘较多见。

（2）气管食管瘘的致病原因较多，可分为先天性 TEF 和获得性 TEF 两大类，成人获得性 TEF 较常见，儿童则以先天性 TET 常见。先天性 TEF 常与食管闭锁同时出现，Ⅲ 型最常见（食管闭锁分为 Ⅰ ～Ⅳ 型），占 90%。获得性 TEF 主要是医源性损伤、食管腐蚀损伤、感染或食管癌、肺癌、甲状腺癌等恶性肿瘤进展侵犯导致气管、支气管等呼吸道与食管的病理性瘘口，其中食管癌导致的最常见。

（3）TEF 的临床表现常为饮水或进食时出现呛咳，甚至出现窒息感，有反复的肺炎病史。先天性 TEF 多发生于新生儿，约 3% 的患儿在成年后出现症状。

【影像表现】

1. X 线表现　吸入性肺炎是其中一种常见 X 线征象，表现为沿支气管分布的斑片状阴影，以中下肺野多见。先天性 TEF 很少可以通过胸部 X 线检查等做出诊断。支气管 X 线造影或食管造影可以帮助确定瘘口的位置、大小、形态、走向等，但瘘口较大时造影需谨慎，在吞咽对比剂时存在严重误吸风险。造影有时也难以显示细小瘘管。

2. CT 表现　CT 是诊断气管食管瘘的敏感方法，能较细致地观察气管、食管、胸腔、纵隔和胃部病变，对于评估疾病严重程度、明确瘘口与周围组织的关系、决定后续治疗方案等均有重要价值。

（1）先天性 TEF：通过闭锁近端食管扩张积气、积液情况显示闭锁食管的近侧盲端。应用多平面重组图像可完整显示气管食管瘘的位置、类型，以及闭锁食管近端与远端的距离。

（2）获得性 TEF：食管及气管 / 支气管壁不完整，瘘管内见气体、炎性分泌物或食物残渣填充，周围脂肪间隙模糊，可见散在气体影，食管管腔可扩张，同侧可伴或不伴有肺炎。

【鉴别诊断】

1. 食管纵隔瘘　多为外伤、异物、食管癌等原因引起食管黏膜损伤、穿孔，导致食管管道与纵隔相通，可引发纵隔脓肿、积气，有瘘腔与食管相通。

2. 气管旁含气囊腔　该含气囊腔与气管之间见一窄通道，最常见于胸廓入口处气管右侧，也可发生于气管走行的任何位置，但与食管不相通，很少伴有肺部病变。

3. 纵隔支气管源性囊肿　多为边缘光滑锐利、密度均匀的圆形或卵圆形的肿块，偶尔与支气管相通，囊内可见气液平面。食管呈受压改变。

【重点提醒】

儿科患者的气管食管瘘几乎均为先天性，成年患者的气管食管瘘大多为恶性肿瘤和创伤的继发表现，如食管扩张、吸入性肺炎。当发现气管与食管之间有瘘管相通时即可诊断气管食管瘘。通过食管阳性对比剂结合薄层 CT 扫描、最小密度投影重建法，可观察到瘘管、气管、支气管树内填充的对比剂，这一方法易于显示瘘口并评价可能的病理原因及并发症等。

（林慧慧）

第三节　气管肿瘤

【病例】

病例一　患者，男，70 岁，声音嘶哑 1 个月余，伴胸闷、气促20 天（图 10-5）。

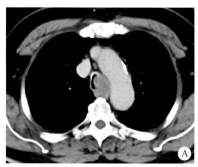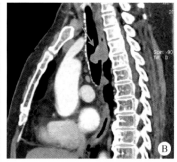

图 10-5　气管鳞状细胞癌

A. 横断位；B. 矢状位。气管腔内可见宽基底菜花状软组织密度肿块（图 B 中箭头），与气管内壁以钝角相接，向壁外突出至纵隔内，局部管壁显示欠清，气管明显偏心性狭窄，增强后呈轻中度强化

病例一 患者，男，54岁，咳嗽1月余（图10-6）。

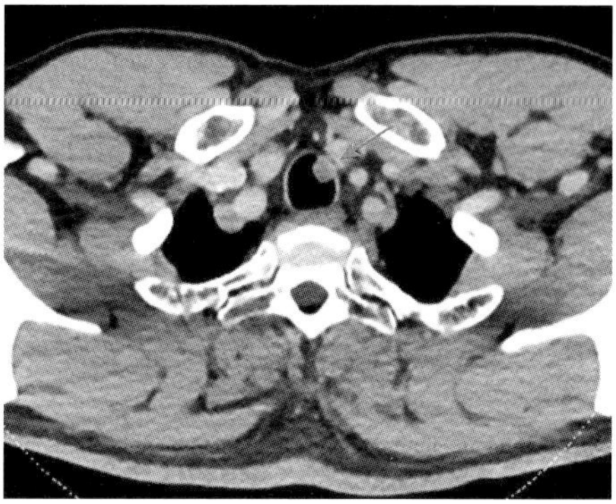

图 10-6 气管乳头状瘤

气管腔内窄基底软组织密度结节（箭头），与气管内壁以锐角相接，无邻近气管壁受累及腔外侵犯，增强后呈中度强化

【临床概述】

（1）气管肿瘤多发生于成人，良性多于恶性。

（2）常见良性肿瘤，如乳头状瘤（幼年型多见，多数可自愈；成人型少见，多发生于中年吸烟男性）、错构瘤（由软骨组织、脂肪、纤维组织组成）、纤维瘤、骨软骨瘤、血管瘤。恶性肿瘤以鳞状细胞癌最为常见，其次为腺样囊性癌（多发生于40～50岁人群，源于气管黏液腺体，是低度恶性肿瘤）。

（3）气管肿瘤的临床症状与肿瘤的部位与大小有关，多表现为吸气性呼吸困难、呼吸时喘鸣音，并伴咳嗽、咯血等。

【影像表现】

CT是显示支气管肿瘤的最佳影像学检查方法，主要表现为：

（1）气管腔内软组织密度结节。

（2）气管管壁不对称增厚，恶性肿瘤增厚程度较明显，良性肿瘤则相对较轻。

（3）气管管腔偏心性狭窄。

【鉴别诊断】

气管良恶性肿瘤的 CT 鉴别诊断见**表 10-1**。

表 10-1　气管良恶性肿瘤的 CT 鉴别诊断

影像征象	良性肿瘤	恶性肿瘤
基底宽度	小于瘤体最大横径	大于瘤体横径
与气管内壁夹角	锐角	钝角
蒂	可有	无
基底部邻近气管	正常	增厚、僵直（浸润）
腔外浸润	无	常有
纵隔淋巴结肿大	无	可有
强化程度	中重度强化	轻中度强化

【重点提醒】

大气管肿瘤的 CT 表现主要为气管腔内肿物、管壁增厚、管腔偏心性狭窄。

（王祥发）

第十一章

纵 隔 病 变

第一节　纵隔常见肿瘤和瘤样病变

一、胸骨后甲状腺肿

【病例】

患者，女，49 岁，有颈部异物感 3 年余（图 11-1）。

【临床概述】

（1）胸骨后甲状腺肿是指肿大的甲状腺部分或全部位于胸腔内，以 40 岁以上女性发病多见，肿块生长缓慢，以良性居多，少部分会发生恶变。

（2）一般分为 3 种类型：Ⅰ型为不完全型，甲状腺肿与颈部甲状腺组织相连；Ⅱ型为完全型，甲状腺肿沿气管完全坠入胸骨后，仅存小血管或纤维韧带与甲状腺组织相连，血供仍来自颈部血管；Ⅲ型为迷走型甲状腺肿，可出现于舌至横膈之间任何部位，与颈部甲状腺无关，临床少见。

（3）患者多有胸闷气短症状，多可于颈部触及肿物。肿块压迫气管、食管、血管等结构则出现相应临床表现。

【影像表现】

1. X 线表现　胸部 X 线片可出现纵隔增宽、类圆形阴影，部分患者可见气管受压、移位等征象。

2. CT 表现　病变与颈部甲状腺直接相连或不连，肿块边缘光整，密度欠均，常有钙化。平扫肿块 CT 值近似甲状腺密度，增强与甲状腺强化程度较为一致，呈明显、持续强化。

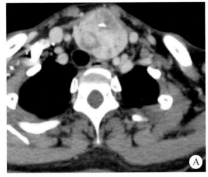
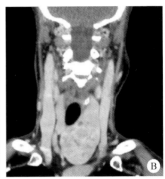
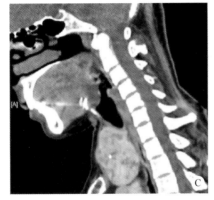

图 11-1　胸骨后甲状腺肿

颈部CT增强图像，横断位（A）、冠状位（B）、矢状位（C）示甲状腺左叶肿大并向下延及胸廓入口处，增强扫描呈不均匀强化，可见结节样钙化，边界清晰，气管受压移位

【鉴别诊断】

1. 胸腺瘤　非侵袭性胸腺瘤多为圆形或椭圆形肿块，边界清晰，密度均匀，少数可有钙化或囊变，呈均匀性轻度强化；侵袭性胸腺瘤形态不规则，脂肪间隙不清，可侵犯邻近脏器、血管，伴胸膜、心包种植，可出现骨质破坏、远处转移。

2. 淋巴瘤　常见于青少年和老年人，伴发热、消瘦、盗汗等。可累及前中后纵隔，前中纵隔多见。肿块呈轻度强化、分叶状，尤其伴有颈部、腋窝及全身淋巴结肿大，血管穿行其中，很少受侵，即"血管漂浮"征是其特征性表现。

【重点提醒】

该疾病的诊断要点是纵隔内肿物向上与甲状腺相延续（组织含碘，CT 值 70～80HU），增强后病灶呈明显、持续强化，且与甲状腺强化程度一致。有时病灶内可见局灶性囊变、钙化。当病灶伴颈部淋巴结肿大、周围组织受侵时，需要考虑甲状腺癌。

二、胸　腺　瘤

【病例】

患者，男，64 岁，发现前纵隔占位 5 年余（**图 11-2**）。

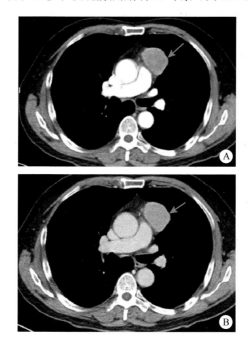

图 11-2　前上纵隔胸腺瘤

胸部 CT 增强纵隔窗，动脉期（A）、静脉期（B）示前上纵隔内含脂软组织占位（箭头），强化不均匀，边界尚清晰，周围未见肿大淋巴结

【临床概述】

（1）胸腺瘤是前纵隔常见的肿瘤之一，起源于胸腺上皮细胞，约占前纵隔肿瘤的 50%，好发于 40～60 岁成人，儿童少见，无明显性别差异。

（2）胸腺瘤是一种生长缓慢的肿瘤，但可表现出侵袭行为，临床上分为非侵袭性胸腺瘤（Ⅰ、Ⅱ期）与侵袭性胸腺瘤（Ⅲ、Ⅳ期）。常见症状包括胸部钝痛、气短、咳嗽等，约 30% 的患者合并重症肌无力。

（3）WHO 依据胸腺瘤上皮细胞形态及其与淋巴细胞比例，将其分为 A 型、AB 型、B 型和 C 型，该分型与肿瘤侵袭性、复发等密切相关。A 型胸腺瘤主要由良性外观的上皮细胞构成，无明显的核异型性和淋巴细胞浸润，通常生长较慢，预后较好。AB 型胸腺瘤是 A 型和 B 型的混合体，既有 A 型的上皮细胞，也有 B 型的淋巴细胞成分，临床表现和预后介于两者之间。B 型胸腺瘤随着 B 型的增加，淋巴细胞的比例逐渐增大，恶性潜能也逐渐增大，包括 B1、B2、B3 型，其中 B1 型表现为淋巴细胞丰富的组织，类似正常胸腺，通常预后较好；B2 型由大量淋巴细胞和胸腺上皮细胞组成，肿瘤细胞较多，可能具有更高的侵袭性；B3 型以上皮细胞为主，淋巴细胞较少，通常具有一定的恶性潜力。C 型胸腺瘤（胸腺癌）具有明显的恶性特征，包括高度的核异型性、局部侵袭和远处转移，预后相对较差。

【影像表现】

胸腺瘤多位于前纵隔，大小不一，肿块越大，提示恶性可能性越大；肿块直径超过 10cm 基本可确定为 B/C 型；B2 型或 B3 型更易出现囊变、坏死。

1.CT 表现　前上纵隔圆形或类圆形肿块，边缘呈光滑或分叶状，肿块与心脏大血管界面较平坦，密度较均匀，少数可见钙化，增强扫描呈轻度强化，囊变区不强化。侵袭性胸腺瘤多表现为分叶状肿块，体积较大，可见纵隔脂肪浸润和心包、胸膜种植，多局限于一侧。

2. MRI 表现　平扫肿块与肌肉信号相似，多呈 T_1 等低信号、T_2 等高信号，内可见钙化，增强后轻度强化，内部可见囊变。侵袭性胸腺瘤包膜不完整，环绕肿块纵隔脂肪受侵，可出现胸膜不规则增厚、胸腔积液、心包增厚与心包积液。

【鉴别诊断】

1. 胸腺增生　女性多见，表现为胸腺弥漫性、对称性增大，但仍保持其原有正常形态，有时表现为胸腺结节、肿块。病变轮廓较光整，增强扫描呈均匀或轻度强化。CT 可见与脂肪沉积有关的低密度区；MR 正反相位可观察到脂质成分。

2. 纵隔畸胎瘤　常见于青壮年，多不超过 40 岁。成熟性畸胎瘤多见，约占 75%，边界清楚，密度不均，其内可见毛发、牙齿或骨骼影，亦可有脂肪，实性成分可见强化；囊性成熟性畸胎瘤呈囊状低密度，囊壁可见弧形钙化。

3. 支气管囊肿　先天性胚芽发育异常，多位于中后纵隔，呈薄壁、单房、类圆形占位，囊壁可钙化。CT 表现与囊肿内液体成分及其比例相关，增强后囊壁呈均匀强化，囊液不强化。

【重点提醒】

（1）对于胸腺瘤需要注意观察，如肿瘤是否具有完整包膜，是否呈侵袭性生长，有无远处转移和胸腔内种植。

（2）非侵袭性胸腺瘤的典型表现为边界清楚的圆形或分叶状、质地均匀的软组织肿块，伴有出血、坏死、囊变或钙化时肿块呈不均匀低密度。

（3）纵隔脂肪是否受累是提示侵袭性的重要证据。

三、纵隔畸胎瘤

【病例】

患者，男，15 岁，体检发现纵隔占位（图 11-3）。

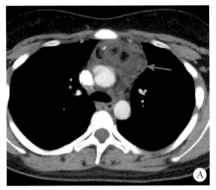
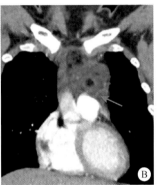
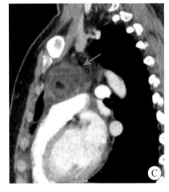

图 11-3　前上纵隔畸胎瘤

胸部 CT 增强纵隔窗，横断位（A）、冠状位（B）、矢状位（C）示左侧前上纵隔内软组织影（箭头），边界清晰，增强扫描强化尚均匀，纵隔内未见肿大淋巴结

【临床概述】

（1）纵隔畸胎瘤起源于胚胎组织的残留物，可分为成熟畸胎瘤、囊性成熟畸胎瘤（皮样囊肿）、不成熟畸胎瘤（恶性畸胎瘤）。儿童和青少年发病率高，一般无明显临床症状，若肿瘤与支气管相通，可咳出毛发或豆渣样皮脂物质。

（2）纵隔畸胎瘤好发于前中纵隔，多位于主动脉弓与心脏交界处，多呈圆形或椭圆形，密度不均匀，其内可见牙齿或骨骼影，亦可有脂肪。有肿瘤短期内迅速增大、不均匀强化、边界不清、周围脂肪界面密度增高等情况时应疑有恶变。

（3）恶性畸胎瘤具有肿瘤细胞幼稚性和侵袭性，多由胚胎性幼稚细胞构成，生长快，包膜不完整，肿瘤细胞易向周围组织侵袭。

【影像表现】

1. X线表现　圆形或类圆形肿块突出于肺野，边缘清晰。侧位片示大多位于前纵隔，如发现致密骨骼或牙齿成分可明确诊断。

2. CT表现　良性畸胎瘤在CT上通常表现为轮廓清晰、表面光滑、多含有脂肪成分的混杂密度团块；恶性畸胎瘤轮廓不清、边缘毛刺，多表现为实性肿块，较少含有脂肪成分，并向周围浸润生长，增强扫描呈一过性显著强化。囊性成熟畸胎瘤一般不含或含有少许软组织成分，有时仅见软组织间隔。

3. MRI表现　在组织特征显示方面有优势，可确认其中的脂肪成分。

【鉴别诊断】

1. 胸腺囊肿　多见于儿童，多位于胸骨后前上纵隔区，CT呈单房或多房的卵圆形水样密度影，囊壁薄，增强扫描病变无强化。

2. 脂肪肉瘤　为恶性间叶性肿瘤，在纵隔肿瘤中占比较小。典型者表现为体积较大的分叶状肿块、界限欠清，CT呈负性不均匀密度，可出现不规则软组织密度并呈强化。分化程度低者很少或无脂肪成分，CT值可大于20HU。

3. 囊状淋巴管瘤　多位于前纵隔中上部，好发于中青年人群。CT表现为类圆形或不规则低密度影，多数密度均匀、囊内可见细分隔，囊壁薄，增强扫描示囊内容物无强化，囊壁及分隔可见强化，具有特征性沿周围间隙"攀爬"生长的特征。

【重点提醒】

（1）典型畸胎瘤可见脂肪、软组织和钙化等多种组织成分，钙化和脂肪成分坏死是特征性CT表现。

（2）皮样囊肿呈囊状低密度，囊壁显示清晰、囊壁可见弧形钙化。

（3）恶性畸胎瘤轮廓欠清，边缘有毛刺，多表现为实性肿块，较少含有脂肪成分，呈侵袭性生长，CT增强呈一过性显著强化。

四、淋 巴 瘤

【病例】

患者，女，35岁，无明显诱因发热2月余（**图11-4**）。

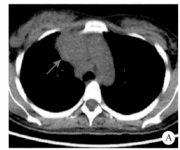
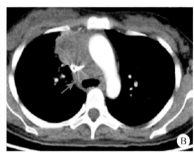
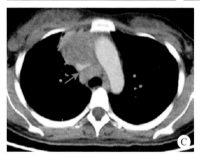

图11-4 纵隔弥漫大B细胞淋巴瘤
胸部CT平扫+增强纵隔窗，平扫（A）、动脉期（B）、静脉期（C）示右上前纵隔内团块状软组织肿块影（图A箭头），增强扫描示病灶轻度不均匀强化，其内见更低密度坏死区；纵隔内见多发肿大淋巴结（图B箭头），上腔静脉受压（图C箭头）

【临床概述】

（1）淋巴瘤约占纵隔占位的15%，起源于胸腺组织、淋巴结，多位于前中纵隔，常见病理类型包括结节硬化型霍奇金淋巴瘤、纵隔弥漫大B细胞淋巴瘤、淋巴母细胞性淋巴瘤。

（2）临床症状包括发热、体重减轻、盗汗等，可出现胸骨后疼痛、上腔静脉压迫综合征、呼吸困难等。90%的患者以淋巴结肿大为首发症状，多起始于一组受累淋巴结，以颈部、纵隔淋巴结最常见。

（3）实验室检查常伴有轻中度贫血，乳酸脱氢酶升高提示预后不良。霍奇金淋巴瘤病理金标准是淋巴结活检发现肿瘤里-施

（Reed-Sternberg，R-S）细胞；弥漫人 B 细胞淋巴瘤存在广泛的形态和细胞学特征，也可见类似 R-S 细胞的多裂细胞。

【影像表现】

1. X 线表现　胸部 X 线片示纵隔增宽，呈波浪状，密度较均匀。侧位片见肿块多位于前中纵隔。

2. CT 表现　前中纵隔多组淋巴结肿大，常融合呈团块状，多累及血管前间隙、主动脉弓旁、上腔静脉后组淋巴结，易包绕上腔静脉等大血管及气管。肿块轻度强化，呈分叶状，邻近血管穿行其中，很少受侵，即特征性的"血管漂浮"征。

3. MRI 表现　肿块信号较均匀，T_1WI 呈等或稍低信号，T_2WI 呈稍高信号。肿瘤放疗后纤维化在 T_2WI 上呈低信号，残余活动性肿瘤时则信号较高。PET/CT 检查有助于肿瘤分期、疗效评估，对结外病变有较高敏感性。

【鉴别诊断】

1. 结节病　表现为双侧肺门对称性淋巴结肿大，伴或不伴有纵隔淋巴结肿大，融合不明显。肿大淋巴结多位于主动脉弓旁、隆突下、气管前腔静脉后间隙。肺内可见沿支气管血管束分布的小结节，是伴有全身其他多系统多器官受累的非干酪性肉芽肿病变。

2. 纵隔型肺癌　好发于 40 岁以上人群，男性多见。表现为肺门及纵隔肿块融合呈团块，肿块与纵隔呈锐角相交，边缘毛糙，多数呈不均匀强化，可围绕和压迫邻近支气管致狭窄、闭塞。小细胞肺癌类型可表现为纵隔多发淋巴结融合，形成"冰冻纵隔"。

3. 胸腺癌　多见于中老年男性，常呈偏侧生长，易囊变坏死，斑点状钙化多见，多呈中度至明显强化，呈侵蚀性生长，易发生淋巴结转移、胸膜及心包侵犯、肺内外转移。

【重点提醒】

（1）原发于纵隔淋巴结或起源于胸腺组织的淋巴瘤，发病高峰年龄为 20～30 岁和 50～80 岁，青年人伴发热、消瘦、盗汗等尤其需要注意。

（2）肿块 CT 扫描呈轻度强化且呈分叶状，尤其当伴有颈部、腋窝及全身淋巴结肿大时，肿块内常用血管穿行其中，这些血管很少受侵，此时可见"血管漂浮"征。

（3）若仅有多组淋巴结肿大但无纵隔肿块，需考虑其他部位非霍奇金淋巴瘤累及所致；PET/CT 有助于肿瘤分期和疗效评估。

（崔　莹）

第二节　纵隔其他非肿瘤性病变

一、纵　隔　炎

【病例】

患者，女，72 岁，胸闷、气短 4 年，加重 3 个月（图 11-5）。

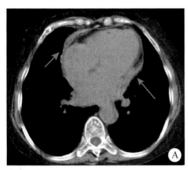
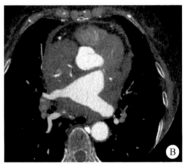
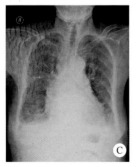

图 11-5　纤维素性纵隔炎

A. 胸部 CT 平扫示纵隔边缘条片状软组织影（箭头）；B. 胸部增强 CT 动脉期示肺静脉受压变窄；C. 胸部正位 X 线片示纵隔增宽，右侧边缘线状钙化影

【临床概述】

纵隔炎（mediastinitis）定义为病原体微生物感染纵隔内及周围结构引起炎症，我国最常见的是结核分枝杆菌感染。纵隔炎可分为急性和慢性。绝大多数纵隔炎继发于其他病变，自发性纵隔炎罕见。

急性纵隔炎多由病原体感染引起，常见原因包括术后并发症和食管穿孔。由于纵隔结构具有良好的吸收能力，因此炎症极易扩散，可表现为弥漫性炎性渗出，严重时可引起纵隔蜂窝织炎，而后常演变为多发性脓肿。急性纵隔炎迁延不愈可导致慢性纵隔炎，亦可继发肉芽肿性病变，包括肉芽肿性纵隔炎及硬化性纵隔炎（也称纤维素性纵隔炎），后者病理上表现为局限性炎性肉芽肿和结缔组织增生、肿胀，后期进展为纤维化。慢性纵隔炎常累及中纵隔，较少见于前后纵隔，为弥漫性病变，这是与局灶性纵隔肉芽肿的鉴别点。纵隔脓肿多由急性纵隔炎发展而来，即炎症局限化后形成脓腔。纵隔淋巴结炎分为化脓性与非化脓性，常见于结核分枝杆菌感染。

急性纵隔炎的临床症状各异，通常起病较急，从发热、心动过速、吞咽困难到需急诊处理的胸痛和呼吸窘迫均可出现。慢性纵隔炎由于纤维组织增生，压迫和包绕纵隔重要结构，可引起多种临床表现，如食管受压时可引起吞咽困难，气管、支气管受压可有呼吸困难，压迫上腔静脉时可引起上腔静脉综合征，心包受累时可导致缩窄性心包炎等。结核性淋巴结炎患者约半数无症状，部分患者可出现低热、咳嗽等症状。

【影像表现】

1. X 线表现　急性纵隔炎 X 线表现为纵隔影增宽，外缘变直，以双侧上纵隔为著，有时可见气体影。食管穿孔引起的纵隔炎，食管碘对比造影可见对比剂通过瘘口流至食管外，应避免使用钡剂。脓肿形成后有时可见其内气液平面。慢性纵隔炎常可见纵隔轻度增宽,纵隔胸膜平直或突向一侧。纵隔淋巴结结核可伴一侧肺门影增大,有时可伴有肺内病变。

2. CT 表现 急性纵隔炎 CT 平扫表现为脂肪密度增加,弥漫性纵隔影增宽,纵隔内各结构边界不清,脂肪间隙模糊、密度增高,常伴发包裹性积液、积气等征象,也可伴发胸腔积液、心包积液及纵隔淋巴结肿大。食管穿孔引起的急性纵隔炎可见食管壁增厚,周围脂肪间隙模糊,食管旁纵隔内见异常软组织、液体及气体密度影,口服碘剂可以明确显示食管瘘。

纵隔脓肿形成后可见局限性软组织密度影,其内常可见积气或气液平面。增强后脓肿壁呈环形强化,内壁常不光滑,脓肿较大时可引起邻近纵隔结构的受压移位。

慢性纵隔炎 CT 平扫上可见弥漫性、浸润性纤维炎症组织,破坏纵隔脂肪平面,包裹或侵犯邻近结构。肉芽肿性病变可伴随纵隔淋巴结钙化。伴随征象包括钙化或非钙化的肺结节、胸膜瘢痕化或支气管扩张,肝脏和脾脏亦可出现肉芽肿。增强后肉芽肿性病变的软组织成分可出现强化,亦可清晰显示侵犯或包裹的大血管及侧支代偿血管。

结核性淋巴结炎表现为纵隔偏侧性淋巴结肿大,常伴肺门淋巴结肿大。肿大淋巴结多边界清楚,少数边界模糊或互相融合,其密度可均匀或不均匀,部分可见钙化,增强后呈环形显著强化,坏死区无强化。

3. MRI 表现 急性纵隔炎 MRI 平扫示纵隔影增宽,其内结构界限不清,信号不均匀。纵隔脓肿形成时可见局限性液体信号影,增强时脓肿壁可见强化,其内液体无强化。慢性纵隔炎表现为软组织肿块影,在 T_1WI 上为不均匀等信号,在 T_2WI 上由于纤维化和炎性反应程度的不同而表现各异,增强时肉芽组织出现强化而纤维化成分无或轻度强化。纵隔结核性淋巴结炎在 T_1WI 和 T_2WI 上均表现为类似肌肉的中等信号,增强后出现明显的薄环形及分隔样强化。

【鉴别诊断】

不同病程纵隔炎需与纵隔其他病变相鉴别，见**表 11-1**。

表 11-1 不同病程纵隔炎与纵隔其他病变的鉴别诊断

纵隔炎	鉴别疾病	鉴别点
纵隔脓肿	纵隔血肿	1. CT 或 MRI 增强后，脓肿壁有强化，血肿壁无强化
		2. MRI 平扫有助于鉴别血肿及脓液
		3. 结合临床病史及症状
肉芽肿性慢性纵隔炎	纵隔肿瘤	1. 肉芽肿性慢性纵隔炎为弥漫性病变伴随局部软组织，增强后表现为软组织部分强化
		2. 纵隔肿瘤为不同纵隔分区不同肿瘤相应的影像学特征，结合病原体培养和临床病史有助于鉴别
纵隔结核性淋巴结炎	淋巴瘤	1. 纵隔结核性淋巴结炎可出现结核中毒症状，多呈偏侧性并伴肺门或肺内病变，增强后呈环形强化
		2. 淋巴瘤主要累及中纵隔，肺门淋巴结肿大少见
纵隔结核性淋巴结炎	结节病	结节病主要表现为对称性双侧肺门及纵隔淋巴结肿大，边界清楚，不伴周围结构侵犯

【重点提醒】

CT 为本病首选影像学检查，对于出现术后并发症或外伤的急性胸膜炎患者，可以进行颈部 CT 扫描以明确病情进展情况及病因；对于感染源不明的急性患者，可增加腹部 CT 扫描以排除腹膜及腹膜后间隙感染。

二、纵隔气肿

【病例】

病例一 患者，女，59 岁，食管内镜黏膜下剥离术（endoscopic mucosal resection，ESD）术后（**图 11-6**）。

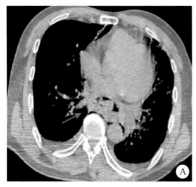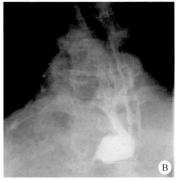

图 11-6　纵隔气肿（1）

A. 胸部 CT 平扫，可见食管与纵隔相连（箭头）；B. 食管碘对比剂造影，食管右侧可见囊袋影（箭头）

病例二　患者，男，64 岁，腔静脉置管术后纵隔气肿（**图 11-7**）。

病例三　患者，男，19 岁，突发胸闷、呼吸困难（**图 11-8**）。

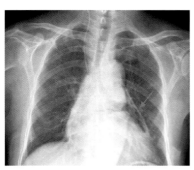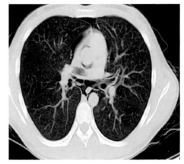

图 11-7　纵隔气肿（2）

纵隔左侧边缘见条带状低密度影（箭头）

图 11-8　纵隔气肿（3）

胸部 CT 平扫可见纵隔内气体影

【临床概述】

纵隔气肿（mediastinal emphysema）是指因各种原因导致空气进入纵隔胸膜内结缔组织间隙之间，可以由自发性、创伤性、医源性等因素诱发。

自发性纵隔气肿多继发于间质性肺气肿，沿气管、血管鞘移行至肺门进入纵隔。肺泡破裂引起自发性气胸亦可发生纵隔气肿。创伤性纵隔气肿多具有明确的创伤史，伴有胸部外伤、异物吸入及胸壁骨折等，可引起支气管或食管破裂而发生纵隔气肿。医源性纵隔气肿常为诊断性检查及手术后的并发症，颈部术后气体可沿颈深筋膜间隙进入纵隔，腹腔术后气体可经膈肌主动脉裂孔和食管裂孔周围疏松组织进入纵隔。

纵隔气肿与气胸类似，可分为张力性纵隔气肿和非张力性纵隔气肿。张力性纵隔气肿的发病时间短，病情进展快，伤后数小时皮下气肿即可扩散至两侧颈、胸、面颊及双上肢，严重者可达腰部及会阴部；非张力性纵隔气肿则发展缓慢，皮下积气局限于颈部或上胸部。患者常以胸闷、气短或胸骨后疼痛就诊，当纵隔积气量较大且起病较急时会出现胸痛剧烈、呼吸困难、心悸、心率增快等症状，伴发颈胸部皮下气肿时可触及"握雪感"。合并感染时可出现寒战、高热、休克；严重者纵隔气肿压迫胸内大血管，影响回心血量和循环障碍。

【影像表现】

1. X 线表现　正位胸部 X 线片上可见纵隔影增宽，其内可见透亮气体影，与心脏间由纵行线样透亮气体影隔开；蔓延至颈部时，颈部及皮下软组织内可见透亮气体影。侧位胸部 X 线片上显示胸骨后透亮区，并衬托纵隔内结构使之显示得更为清晰。另外可显示胸部创伤伴发的肋骨骨折、气胸等，但少量纵隔积气有可能漏诊。

2. CT 表现　对纵隔少量积气十分敏感，可直接显示和确定纵隔内是否为气体影，鉴别真性和假性纵隔气肿。CT 平扫表现为纵隔内脂肪间隙中分布不均匀的条片状气体密度影，有时主动脉、肺动脉、奇静脉和食管周围可见气体环；还可以清楚显示纵隔内器官与结构受压情况，既有助于病因的诊断，也有助于伴发的纵隔结构损伤的判断。

3. MRI 表现　MRI 平扫对纵隔内气体的灵敏度较低，不常用于纵隔气肿的诊断。

【鉴别诊断】

纵隔气肿的鉴别诊断见**表 11-2**。

表 11-2　纵隔气肿的鉴别诊断

纵隔气肿	鉴别点
气胸	1.改变患者体位观察，气体位置不变者为纵隔气肿，随体位移动者为气胸 2.CT 平扫有助于明确鉴别 3.纵隔气肿与气胸可同时存在
心包积气	纵隔积气局限于心缘一侧时，改变患者体位观察，气体位置不变者为纵隔气肿，随体位移动者为心包积气
假性纵隔气肿	胸部 X 线片上皮肤皱褶内的气体可表现为纵隔区模糊的线状低密度影，易误认为纵隔气肿，但缺乏纵隔气肿时明显的胸膜线，并随体位变动消失。CT 平扫有助于鉴别

【重点提醒】

胸部 X 线片为纵隔气肿首选的影像学检查，但对于少量积气者，X 线检查易漏诊，可行 CT 平扫以明确。

三、纵隔血肿

【病例】

病例一　患者，男，64 岁，车祸伤（**图 11-9**）。

病例二　患者，男，29 岁，车祸伤（**图 11-10**）。

【临床概述】

纵隔血肿（mediastinal hematoma）是指血液积存于纵隔结构间，根据病因分为创伤性和非创伤性，其中绝大多数为创伤性，进一步可细分为钝性胸部创伤、穿透性胸部创伤和医源性创伤。

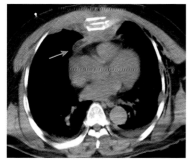

图 11-9 纵隔血肿（1）　　　　图 11-10 纵隔血肿（2）

胸部 CT 平扫可见胸骨骨折，前纵隔不均　主动脉 CT 血管成像示前纵隔不均匀密

匀密度影考虑纵隔血肿（箭头）　　　度团块，考虑纵隔血肿（箭头）

在胸部钝性损伤中，以小静脉损伤最为常见；非创伤性纵隔血肿包括主动脉瘤破裂、主动脉夹层、纵隔肿瘤破裂等。医源性创伤包括过于激烈的心肺复苏术、腔静脉置管等。

临床症状的严重程度与损伤血管位置、出血量多少有关，血肿较小者常无明显临床症状；外伤后出血量较多、形成巨大纵隔血肿者，可压迫心脏和周围大血管及气管，出现胸闷、胸痛、面色苍白、呼吸困难、低血压和休克等。主动脉瘤破裂引起的出血症状剧烈，主要表现为突发性胸骨后疼痛，同时伴有四肢动脉搏动减弱。

【影像表现】

1. X 线表现　少量出血时 X 线上常无明显阳性征象。出血量较多时表现为纵隔影增宽，纵隔外缘变直。局限型血肿可表现为突入肺内的结节影，边缘锐利。若出血破入胸腔可出现胸腔积液。血肿可压迫食管或气管，食管钡剂造影可显示食管狭窄。若胸部 X 线片中出现纵隔影增宽超过 8cm（或超过胸廓横径 25%）、胸膜帽（肺尖顶部条带状致密影）、主动脉球消失、脊柱旁线增宽、右侧气管旁带增宽超过 7mm 等提示主动脉损伤，间接提示纵隔血肿存在。

2. CT 表现　病变多位于上纵隔，表现为弥漫性或局限性、形态不规则的类似软组织密度影，CT值60～80HU；随着病程进展，血肿处于不同阶段，导致在影像学检查中呈现的密度差异。增强CT或血管成像有助于对动脉瘤或主动脉夹层做出诊断，如显示血管轮廓外有对比剂外渗则可明确诊断。

3. MRI表现　MRI对于创伤严重的急性血肿患者价值有限，但是对于亚急性和慢性诊断具有较高价值。MRI平扫可清晰显示血肿部位、大小及形态，并明确血管壁和血管内膜损伤。新鲜血肿为T_1等信号，T_2高信号，随后出现明显低信号；亚急性期和慢性期血肿T_1和T_2均为不同程度高信号。

【鉴别诊断】

纵隔血肿的鉴别诊断见表11-3。

表11-3　纵隔血肿的鉴别诊断

纵隔血肿	鉴别点
胸腺	1. 对于婴幼儿患者，胸部X线片中出现主动脉结模糊，这为钝性主动脉损伤的特异征象
	2. 对儿童患者（5岁以下）胸腺可以掩盖纵隔结构，该年龄段发生钝性主动脉损伤风险较低，观察纵隔血肿时需行胸部CT血管造影，但是需严格把握检查指征
	3. 成人胸腺经CT平扫表现为三角形，尖端向前，两边向中线凹陷；青少年的胸腺密度接近肌肉组织，50岁及以上者的残余胸腺与周围脂肪在CT平扫上难以区别；与创伤性纵隔血肿的鉴别点：可结合外伤史，以及胸骨、肋骨及椎体骨折及主动脉形态改变等间接征象观察纵隔血肿
纵隔肿瘤	1. 纵隔肿瘤常无症状，具有特定的发病部位和相应的影像学表现
	2. 纵隔血肿常有明显临床症状及相关临床病史或手术史
纵隔脓肿	纵隔脓肿常伴纵隔感染病史，脓腔内可见气液平面，且脓液在弥散加权成像（DWI）上扩散受限

【重点提醒】

CT 检查为纵隔血肿的首选检查方法，当纵隔血肿进展迅速时，可行数字减影血管造影（DSA）检查来明确出血部位。婴幼儿纵隔血肿患者可结合 X 线检查鉴别胸腺与主动脉损伤；青少年患者少量纵隔血肿与胸腺鉴别困难时，若病情稳定，可结合临床表现观察疾病进程，若病情危急则可在谨慎评估后选择 CT 血管成像进行鉴别。

（束晶苇）

第十二章

胸壁及胸膜病变

第一节 胸腔积液

【病例】

病例一　患者，男，68岁，胸闷1周（**图 12-1**）。

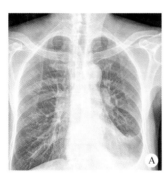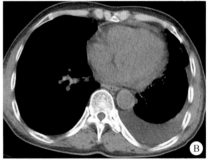

图 12-1　胸腔积液

A.胸部X线片示左侧胸腔片状高密度影，呈外高内低"倒抛物线"样，左膈面被掩盖；
B.胸部CT纵隔窗示左侧胸腔弧形液体密度影

病例二　患者，男，62岁，胸闷、胸痛伴发热3天（**图 12-2**）。

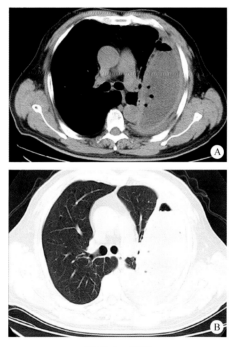

图 12-2　脓胸

A. 胸部 CT 纵隔窗示左侧胸腔梭形液体密度影，呈包裹样，其内可见多发点状、小片状气体密度影；B. 胸部 CT 肺窗示肺组织呈受压样改变，病灶内可见气体密度影

【临床概述】

（1）胸腔积液俗称胸水，是指胸膜腔（脏胸膜与壁胸膜间的潜在腔隙）内液体积聚过多，它是许多疾病的共同临床表现，任何年龄均可发生。积液量 < 500ml 为少量胸腔积液，500 ～ 1000ml 为中量胸腔积液，> 1000ml 为大量胸腔积液。

（2）病理生理表现为胸膜腔内液体由壁胸膜和脏胸膜共同产生，正常情况下胸膜腔内有微量的液体，这些液体在呼吸运动时起润滑作用。任何原因导致的胸膜腔内液体产生增多或吸收减少，超过正常的范围，就会引起胸腔积液。

（3）当胸腔积液量较少时，临床可无明显症状，少部分患者可触及胸膜摩擦感、闻及胸膜摩擦音。当胸腔积液量较多时，可出现呼吸困难、胸痛、咳嗽等症状。中至大量胸腔积液时，患侧胸廓饱满，可伴有气管、纵隔、心脏移向健侧，触诊语颤减弱，局部叩诊浊音，听诊呼吸音减低或消失。

【影像表现】

1. X线表现　胸部X线片可以帮助判断有无胸腔积液，但不能鉴别积液的性质。其诊断的敏感度与积液量、是否存在包裹或粘连有关。

后前位X线片能检测到250ml以上的胸腔积液，表现为肋膈角变钝。积液量较多时，表现为患侧胸腔片状高密度影，呈典型的外高内低"倒抛物线"样外观，患侧膈面被掩盖。大量胸腔积液时，表现为患侧胸腔的完全实变，肋间隙变宽，纵隔向健侧推移。

2. CT表现　胸部CT可准确评估有无胸腔积液，鉴别少量胸腔积液与胸膜增厚，还可帮助鉴别积液的性质。此外，CT还可清楚显示肺内、肺门、纵隔、膈肌和胸膜等部位的病变，有助于病因诊断。

游离性胸腔积液在CT上表现为胸腔弧形或新月形液体密度影。积液量较多时，可观察到肺组织受压的表现，大量胸腔积液时，纵隔向健侧移位。当胸膜发生粘连时，积液被局限在胸膜腔的某一部位，称为包裹性积液。

CT检查有助于积液性质的鉴别：胸腔积液密度较高时，提示出血性的可能；胸腔积液中出现气泡或气腔时，提示脓胸的可能。

【鉴别诊断】

横膈附近胸腔积液需要与腹腔积液进行鉴别，鉴别要点如下：①横膈征，当腹腔积液或胸腹腔积液同时存在时，横膈可显示为弧形线状影，该线状影内侧的液体为腹腔积液，外侧的液体为胸腔积液。②裸区征，肝后部因直接附着后腹壁，没有腹膜覆盖，称为裸区，该区可阻断腹腔，从而使腹腔积液不能达到脊柱的右侧，而右侧胸腔积液不受裸区的限制，可积聚在脊柱右侧。

胸腔积液还需要与胸膜增厚进行鉴别：轻微胸膜增厚的 CT 表现为细线样软组织密度增高影；明显的胸膜增厚 CT 表现为层状软组织密度增高影。此外，体位有助于两者的鉴别，胸腔积液时，液体可随体位改变而移动，而胸膜增厚不会出现位置的改变。

【重点提醒】

胸部 X 线片上肋膈角变钝，呈典型的外高内低"倒抛物线"样外观；CT 表现为胸腔弧形或新月形液体密度影，均提示胸腔积液。当胸腔积液中出现气泡或气腔，提示脓胸的可能。

（李晓舒　李小虎）

第二节　间　皮　瘤

【病例】

患者，男，50 岁，右侧胸痛持续性加重 5 月余，伴胸闷气喘，无发热（图 12-3）。

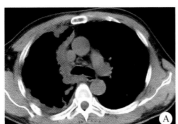
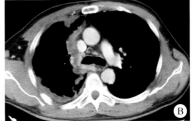

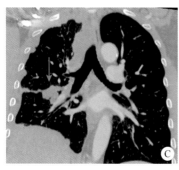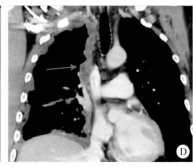

图 12-3　弥漫性胸膜间皮瘤

平扫横断位（A）、增强横断位（B）、增强冠状位（C 和 D）示右侧胸廓塌陷、右肺体积缩小、右侧胸膜呈弥漫性增厚，同时累及叶间胸膜（图 C 中箭头）及纵隔胸膜（图 D 中箭头），增强后呈中度强化。穿刺病理证实为上皮样间皮瘤

【临床概述】

（1）间皮瘤是一种少见肿瘤，主要起源于胸膜，以脏胸膜多见，也可以起源于腹膜、心包等其他脏器，与长期石棉暴露有很强的相关性，尤其是在职业环境中。

（2）根据 2021 年《WHO 胸部肿瘤分类》（第 5 版），所有间皮瘤均为恶性肿瘤，病理上分为 3 种亚型，即上皮样间皮瘤、肉瘤样间皮瘤和双相性间皮瘤，其中上皮样间皮瘤通常预后较好。

（3）间皮瘤包含局限性间皮瘤及弥漫性间皮瘤，局限性间皮瘤更为罕见，但预后较弥漫性间皮瘤好。局限性胸膜间皮瘤一般无临床症状。弥漫性胸膜间皮瘤最常见的初始症状为单侧胸腔积液及伴发的胸痛、呼吸困难、咳嗽等。

【影像表现】

1. X 线表现　弥漫性间皮瘤主要表现为胸膜弥漫性增厚、胸廓塌陷、胸腔积液，可出现肋骨骨质破坏及气胸。

2. CT 表现　局限性间皮瘤通常位于肋胸膜，为圆形或分叶状肿块、边界清晰，与胸膜呈钝角或锐角，增强扫描均匀强化。弥漫性胸膜间皮瘤表现为胸膜广泛结节状或不规则状增厚，通常有胸腔积液，累及纵隔胸膜时，出现纵隔固定，可伴有胸壁种植转移、胸内及纵隔淋巴结转移。

3. MRI 表现　胸膜间皮瘤为不规则肿块，与胸膜呈广基底相连，T_1WI 呈低信号或中等信号，T_2WI 呈较高信号，增强后 T_1WI 呈不均匀强化。

【鉴别诊断】

1. 胸膜转移瘤　转移瘤通常两侧同时发生，通常伴有肺内转移，而间皮瘤较少发生肺内转移。两者鉴别比较困难，需要结合临床综合判断。

2. 结核性胸膜增厚　肺内一般可见结核的原发病灶，双侧胸膜增厚更多见，一般表现为胸膜粘连、钙化，形成肿块较少。

3. 孤立性纤维瘤　与局限性间皮瘤相鉴别，孤立性纤维瘤生长缓慢且侵袭性低，增强后强化更为明显。

【重点提醒】

患者有石棉接触史，出现单侧胸膜弥漫性增厚，尤其是呈环绕全胸腔的不规则增厚、多发结节及肿块，累及心包、叶间胸膜、胸壁时，应高度怀疑为间皮瘤。

（王　俊）

第三节　胸膜转移瘤

【病例】

患者，女，53 岁，反复出现活动后胸闷、气喘 1 月余（图 12-4）。

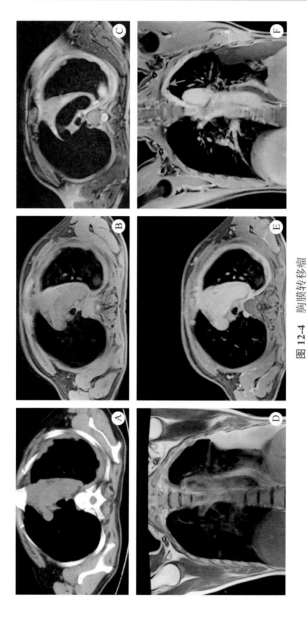

图 12-4 胸膜转移瘤

CT 平扫横断位（A），T_1WI 横断位（B），T_2WI 横断位（C），T_2WI 冠状位（D），T_1WI 增强横断位（E），T_1WI 增强冠状位（F）示前纵隔结节状软组织肿块，增强后强化不均匀，同时肿块与邻近纵隔胸膜分界不清，左侧胸膜呈弥漫性增厚伴强化（图 F 中箭头），同时伴左侧胸腔积液。经胸腔镜活检后病理证实为胸腺癌伴左侧胸膜转移

【临床概述】

（1）胸膜转移瘤是胸膜最常见的恶性肿瘤，脏胸膜更易受累，肺癌与乳腺癌为常见的原发病灶，另外淋巴瘤、侵袭性胸腺瘤及消化道恶性肿瘤也是胸膜转移的常见来源。转移途径主要为血行播散、局部直接侵犯及经淋巴系统扩散。

（2）临床最常见的症状为胸腔积液导致的进行性呼吸困难、胸痛，以及肿瘤晚期出现的全身症状。

【影像表现】

1. X 线表现　胸膜表面出现单个或多个不规则的结节状、斑片状或广泛的胸膜增厚。当伴有大量胸腔积液时，胸膜自身的病变则难以辨认。

2. CT 表现　单侧或双侧胸腔积液，同时伴有单侧或双侧胸膜多发结节状或斑块状增厚，或整个胸膜的弥漫性增厚，可累及叶间胸膜及纵隔胸膜。增强扫描可以表现出不同程度的强化。

3. MRI 表现　转移瘤通常在 T_1WI 上呈低信号，在 T_2WI 上呈高信号，DWI 序列有助于识别出较小的胸膜转移瘤。恶性胸腔积液常含有蛋白或出血成分，因此 T_1WI 可以表现为稍高信号。

【鉴别诊断】

1. 弥漫性胸膜间皮瘤　胸膜间皮瘤患者一般有石棉接触史，主要表现为胸膜弥漫性增厚、大量胸腔积液，可出现纵隔移位。当原发灶不明确时，胸膜转移瘤与弥漫性胸膜间皮瘤鉴别困难，须依靠病理学检查来确诊。

2. 结核性胸膜炎　结核性胸膜炎多有结核病病史，通常表现为胸膜局部增厚、胸腔积液和肺不张，通常可发现肺内结核原发灶的存在。

【重点提醒】

对于有原发恶性肿瘤病史的患者，若出现单侧或双侧胸膜的结节状或多发斑片状增厚，尤其是当胸膜整体呈现明显的弥漫性增厚，累及纵隔胸膜形成环状增厚时，应高度怀疑胸膜转移。恶性胸膜增厚一般大于 1cm；恶性肿瘤合并胸腔积液时，即使没有胸膜增厚或结节，也应警惕胸膜转移的风险。

（王　俊）

第四节 外 伤

【病例】

患者，男，69 岁，车祸伤 1 小时（图 12-5）。

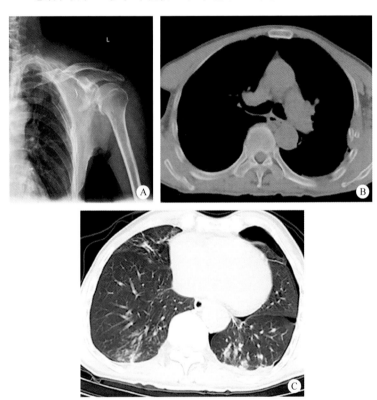

图 12-5 胸壁外伤

A. 左肩关节 X 线片，示左侧第 4、5 后肋及左侧锁骨皮质不连续；B. 胸部 CT 骨窗，
示左侧第 4、5 后肋骨皮质不连续，断端有移位，周围软组织肿胀；C. 胸部 CT 肺窗，
示左侧胸腔游离气体密度影，提示创伤性气胸。两肺下叶另见片状高密度渗出影

【临床概述】

（1）胸壁外伤是胸壁受到暴力直接撞击或挤压，引起胸壁骨和（或）软组织的损伤。常见于车祸伤、砸伤、锐器损伤等。

（2）根据损伤暴力性质不同可分为钝性伤和穿透伤；根据损伤是否造成胸膜腔与外界相通，可分为开放伤和闭合伤等。

（3）临床上患者一般有典型的外伤史，急性起病，伤后胸壁受损部位疼痛，活动受限。患者亦可出现咳嗽、胸闷、气促、呼吸困难等症状。

【影像表现】

1. X线表现　直接征象为骨折线，即肋骨、胸骨等胸壁构成骨的骨皮质连续性中断，部分断端可错位。X线检查可观察骨折线的存在、形态及对合情况，以及断端有无错位、成角及嵌插等。间接征象包括外伤引起的肺挫伤、气胸、液气胸、纵隔及皮下气肿等。

2. CT表现　与X线表现类似，但能够更加清楚地显示骨折线、软组织损伤等直接征象和上述间接征象。借助CT薄层重建、MPR及三维重建等后处理技术能显示绝大部分胸壁骨折及一些X线检查难以发现的隐匿性骨折。CT检查能清楚显示胸廓和肺的全貌，能够灵敏捕捉X线检查不能发现的少量气胸、少量血胸，以及轻微肺挫伤等。

【鉴别诊断】

病理性骨折：患者往往有胸壁原发或继发肿瘤病史或骨质疏松等基础疾病，轻微的外力即可引起骨折，骨折周围常可见软组织肿块。

【重点提醒】

结合患者的外伤史，影像上直接显示骨折和软组织损伤，诊断通常较容易，但需注意观察伴随的间接征象。此外，部分肋骨骨折在患者首次检查时不能被发现，需注意后续对患者的随诊检查。

（李晓舒）

第十三章

膈肌病变

第一节 膈 疝

【病例】

患者，女，90岁，胸闷气喘，伴上腹部不适半年（图13-1）。

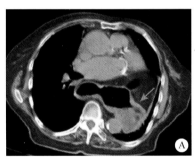
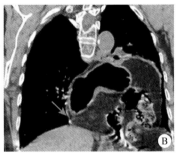
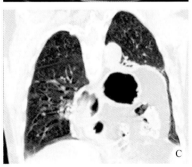

图 13-1 膈疝

纵隔窗横断位（A）、纵隔窗冠状位（B）、肺窗冠状位（C）示左侧膈上胃囊、部分肠管及脂肪组织疝入（图A、B中箭头），邻近肺组织受压

【临床概述】

1. 膈疝（diaphragmatic hernia） 是指腹腔内或腹膜后的脏器通过膈肌移至胸腔内的疾病。其可分为先天性膈疝和后天性膈疝、外伤性膈疝和非外伤性膈疝、真性膈疝和假性膈疝及嵌顿性膈疝和滑动性膈疝等。

2. 病理表现 胸腹裂孔由于闭合不全、外伤破裂等原因可发生膈疝，若伴先天性膈肌局部发育不全则较严重，多发生于左侧，胃、结肠、小肠甚至脾脏均可疝入。主动脉裂孔和腔静脉裂孔对膈疝发病无重要意义。

3. 临床表现 小的膈疝可无临床症状，较大时由于心肺受压出现严重循环和呼吸障碍，表现为胸闷、气急、心率加快和发绀，同时伴腹胀、反酸、吞咽困难等胃肠道功能改变。

【影像表现】

1. X线表现 患侧胸部密度增高，若为胃肠道疝入则密度不均，内见不规则气体和气液平面，消化道钡剂造影可明确诊断。纵隔向健侧移位，患侧肺发育不全或受压膨胀不全。患侧膈部分或完全不能见到，腹部肠曲减少。

2. CT表现 可显示胃、肠曲和网膜等内容物经膈疝入胸腔，左膈后外侧可见腹膜后脂肪或肾脏疝入胸腔。增强扫描更易明确疝入的脏器。同时CT可观察是否合并肺膨胀不全、肠梗阻、腹部实质性脏器及胸壁结构损伤等其他异常。

【鉴别诊断】

膈疝与其他膈肌病变及腹腔组织位于胸腔的病变的鉴别诊断见**表13-1**。

表 13-1 膈疝的鉴别诊断

膈肌病变	年龄	疝内容物	膈肌连续性	特征性表现
膈疝	任何年龄	腹腔脏器和结构	不连续	腹腔脏器和结构疝入胸腔
膈膨升	任何年龄	无	连续	膈肌异常抬高

续表

膈肌病变	年龄	疝内容物	膈肌连续性	特征性表现
膈肌肿瘤	任何年龄	无	局部被肿瘤侵犯	膈肌区域软组织肿块
食管术后胸腔胃	任何年龄	胸腔胃	不连续	食管术后,胃囊进入胸腔
食管膈壶腹	多为中老年人	无	连续	食管远端稍扩张、黏膜连续
食管膨出性憩室	多为中老年人	无	连续	膈上的囊状突起,无胃黏膜

【重点提醒】

膈疝最常见的病理类型是胸腹裂孔疝和食管裂孔疝,还有中心腱缺损、胸骨后疝等少见类型。膈疝的影像学表现有一定特征性,诊断不难。CT检查不仅可明确疝入内容物和膈肌缺损部分,还可观察是否合并肺膨胀不全、消化道梗阻等症状。

(侯唯姝　赵　韧)

第二节　膈肌肿瘤

【病例】

患者,女,56岁,上腹部不适、疼痛伴消瘦4个月,腹部双相型滑膜肉瘤术后2个月(图13-2)。

【临床概述】

1. 膈肌肿瘤　包括原发肿瘤和继发肿瘤两大类。原发肿瘤罕见,以40～60岁多见,临床表现缺乏特异性。继发肿瘤包括附近恶性肿瘤的侵犯、其他部位恶性肿瘤的远处转移。

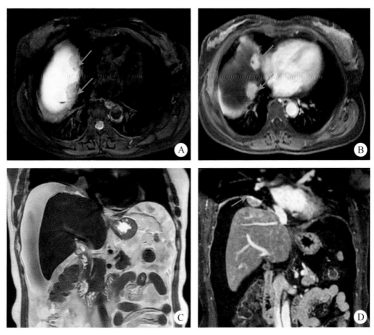

图 13-2　膈肌肿瘤

T_2WI 压脂横断位（A）、T_1WI 增强横断位（B）、T_2WI 冠状位（C）、T_1WI 增强冠状位（D）示右侧膈肌水平见结节状软组织信号，呈宽基底附着于膈肌，增强后明显、均匀强化（箭头）

2. 病理表现　膈肌的原发肿瘤分为良性和恶性，良性肿瘤主要来源于间叶组织或神经组织，主要包括脂肪瘤、囊肿、纤维瘤、神经纤维瘤和血管纤维瘤等，恶性肿瘤主要包括纤维肉瘤、肌肉瘤、平滑肌肉瘤和恶性间皮瘤等。继发性膈肌肿瘤常来源于其周围器官如肺、肝、胆囊、食管、结肠等的肿瘤转移或直接浸润。

3. 临床表现　膈肌肿瘤的临床表现无特异性。可无症状，常在进行常规胸部 X 线检查时发现。主要症状是呼吸时疼痛，或有膈附近肋部的饱胀感，甚至有气短、咳嗽等。曾有报道约一半的膈肌神经系统肿瘤患者伴有肥大性骨关节病。

【影像表现】

1. X 线表现　良性肿瘤一般表现为自膈顶突向上方的半圆形或分叶状软组织肿块，轮廓光滑，可有钙化。肿瘤随膈肌运动上下移动，但形态和大小不改变。恶性肿瘤常侵犯一侧膈肌的大部分，酷似膈肌升高，常伴胸腔积液。

2. CT 表现　原发膈肌肿瘤的生长方式分为三型：腹腔生长型、胸腔生长型、纵隔生长型。CT 扫描可明确发现膈肌起源的肿物，囊肿可为间皮性、支气管性、纤维壁性和后天性，表现为边界清晰、形态规则的无强化低密度灶。良性肿瘤通常为密度均匀、形态规则的软组织密度影，增强后均匀强化。恶性肿瘤常较大，见出血、坏死区，增强扫描呈不均匀显著强化。膈肌转移瘤多伴有其他部位的原发肿瘤或全身多器官转移。CT 检查还可发现钙化、脂肪、血管等特异性结构。

3. MRI 诊断价值　MRI 多方位检查有利于确定肿瘤是起源于膈肌还是周围结构侵犯，同时能够准确显示肿瘤成分和侵犯范围，有利于膈肌肿瘤的定位诊断。

【鉴别诊断】

膈肌肿瘤的鉴别诊断见**表 13-2**。

表 13-2　膈肌肿瘤的鉴别诊断

膈肌病变	年龄	临床症状	膈肌连续性	特征性表现
膈肌肿瘤	任何年龄	呼吸时疼痛、饱胀感	局部被肿瘤侵犯而不连续	起源于膈肌的软组织肿块
膈疝	任何年龄	循环、呼吸障碍，胃肠道功能减退	不连续	腹腔器官和结构疝入胸腔

续表

膈肌病变	年龄	临床症状	膈肌连续性	特征性表现
膈下脓肿	任何年龄	发热、急腹症	连续	膈下气体影或软组织肿块。膈肌升高，患侧胸腔积液，下肺炎症及盘状肺不张
膈膨升	任何年龄	不典型	连续	膈肌异常抬高

【重点提醒】

起源于膈肌的原发肿瘤罕见，继发肿瘤包括附近恶性肿瘤的侵犯、其他部位恶性肿瘤的远处转移。当影像学检查发现可能起源于膈肌的病变时，应重点观察病变与邻近器官或组织的关系，以及有无全身其他器官的恶性肿瘤。

（侯唯姝）

第十四章

胸部疾病的 AI 诊断现状及展望

随着人工智能（artificial intelligence，AI）技术的飞速发展，其在医学领域的应用已成为备受关注的研究方向。通过机器学习、深度学习、自然语言处理等技术，AI 可快速、准确地分析海量医疗数据，以此来辅助临床决策。胸部疾病作为人类疾病系谱中的重要组成部分，AI 在该领域的应用相对较早且已较为成熟，本章将对 AI 在胸部疾病诊断中的现状和展望进行阐述。

一、AI 在胸部疾病中的诊断现状

目前，AI 在辅助胸部疾病诊断方面已取得一系列重要进展。下面将简单介绍 AI 在胸部疾病诊断方面的研究现状，包括影像学诊断、病理学诊断、生物标志物检测等方面。

1. 影像学诊断　影像学检查成为胸部疾病诊疗全流程中必不可少的评估手段，这为以数据驱动为基础的 AI 提供了海量的数据。近年来，AI 在医学影像辅助诊断中展现出巨大潜能，在胸部疾病的良恶性诊断、病理类型鉴别及肿瘤分期分级等方面崭露头角。以肺结节和肺癌为例，AI 可以准确区分良性和恶性肺结节，提高诊断准确性；同时，AI 可以基于肺癌的形态学、细胞学和生物学特征等，自动识别其病理亚型，如腺癌和鳞癌等；此外，AI 还可以准确评估肺部肿瘤的大小、淋巴结转移情况等，助力医生评估肿瘤的 TNM 分期。

作为 种高通量的医学影像分析方法，影像组学可通过挖掘蕴含在医学影像图像中的大量特征（包括形态学、纹理和强度等），发现影像数据中潜在的生物学信息和疾病特征，为疾病诊断提供重要的辅助信息。同时，以卷积神经网络（convolutional neural network，CNN）为代表的深度学习模型可以通过端到端数据驱动的方式自主学习特征实现对复杂模式的识别和分类，在辅助医学影像诊断方面逐渐展现出其优越性能。此外，随着以 Transformer 为网络基础构架的大模型在自然语言研究中的广泛应用，其在医学影像诊断中的应用也逐渐被关注。通过将医学影像转换为序列数据，Transformer 模型可以学习图像中的空间关系和特征分布，辅助医生识别疾病的迹象和异常。由此可见，基于 AI 的智能影像诊断正在不断发展，这些技术有望显著提高医学影像诊断的效率和准确性，推动精准医疗的发展。

2. 病理学诊断　传统的病理诊断存在主观性、耗时耗力、漏诊误诊等不足之处。随着数字病理图像和 AI 技术的飞速发展，智能病理诊断迅速崛起，在胸部疾病诊断分析领域取得了显著进展。AI 在此领域的应用场景主要包括：①肿瘤的定性分析及分类，如区分肿瘤和正常组织，确定肿瘤病理类型和肿瘤分级等；②生物标志物的定量分析，如对细胞核增殖指数（Ki-67）、程序性死亡受体配体 1（PD-L1）表达、肿瘤浸润淋巴细胞评分等进行评估；③预测肿瘤分子特征，通过分析病理图像预测肿瘤的基因突变信息，如 EGFR、KRAS、TP53 等。

现有的智能病理诊断技术主要包括机器学习、深度学习和大模型。基于机器学习的病理诊断分析利用专家先验知识设计特征抽取策略，然后结合机器学习方法对抽取到的特征进行建模，完成病变识别任务。相比之下，基于深度学习的病理诊断方法采用端到端深度模型在大量数据上进行训练，能够抽取到任务导向的最具判别性的特征，从而获得更加精准的诊断结果。随着大语言模型

ChatGPT、多模态大模型等技术的涌现，革新了智能医疗的模式。大模型技术在辅助病理图像诊断中表现出更高的可信度和泛化性，预示着智能病理诊断大模型的研发将有效支撑癌症的精准诊断，对于推动癌症发病、发展机制的深入探究具有重要意义。

3. 生物标志物检测　生物标志物是一类能反映系统、器官、组织、细胞及亚细胞层面结构或功能变化的生化指标，其范畴涵盖了生化、生理、免疫和遗传等多个方面，可用于疾病诊断、肿瘤分期等。随着基因组学、转录组学、蛋白质组学和代谢组学等技术的发展，研究者发现了众多与疾病发生发展相关的基因标志物、miRNA 标志物、蛋白质标志物和代谢小分子标志物，给疾病的早期诊断带来了新手段。

AI 可以通过分析复杂的生物数据，识别与疾病相关的生物标志物来提高疾病早期诊断的准确性和效率。例如，通过分析基因组数据，可以识别与特定疾病相关的遗传变异或突变，如 *EGFR*、*KRAS*；通过分析蛋白质组数据，可以识别蛋白质表达的变化，如癌胚抗原、肿瘤抑制因子；研究生物体内代谢产物的变化模式，可以发现与疾病相关的代谢物，如与动脉粥样硬化相关的胆固醇代谢产物、脂肪酸代谢产物等；研究基因转录产物的组成和变化，可以识别与特定疾病相关的基因表达模式，如激素受体阳性乳腺癌和人表皮生长因子受体 2 阳性乳腺癌等。总之，AI 在生物标志物检测中的应用可以为疾病的早期诊断、分子分型等方面提供重要支持。

二、AI 在胸部疾病的应用举例

1. 肺结节筛查及肺癌诊断　AI 辅助肺结节筛查已相对成熟，并在临床上被广泛应用。通过深度学习等技术，AI 可以对胸部 CT 图像进行快速准确的分析，准确识别和定位肺结节，同时对结节的大小、形状、密度等特征进行分析。此外，AI 还可以对肺结节进行定性诊断，如区分良性和恶性结节，为临床诊断提供重要参考，从而提高早期肺癌的检出率。AI 在辅助肺癌临床决策中也发挥关键作用，通过分析临床、影像和病理数据，AI 能够辅助医生准确判断肺癌的类型、分期和病理特征，并实现智能化疗效预测和预后预测，为制订个性化治疗方案提供重要依据。

2. 乳腺癌诊断　乳腺癌是目前造成女性癌症死亡的最常见原因之一。乳腺癌的早期诊断在很大程度上依赖于影像学和病理学。AI 技术通过分析乳腺钼靶、超声、MRI 等影像数据，可以快速准确地识别和定位乳腺肿块与结节等，辅助医生进行早期诊断和分析。临床上，不同亚型的乳腺癌在治疗方案和预后评估等方面存在差异。AI 算法通过分析组织学特征、基因表达特征等数据，准确判断乳腺癌的亚型，如激素受体阳性、人表皮生长因子受体 2 阳性和三阴性等，为个性化治疗提供重要依据。近年来，AI 在预测乳腺免疫治疗疗效等方面也表现出很大的潜力。

3. 冠状动脉粥样硬化性心脏病（冠心病）　这是一种由冠状动脉粥样硬化引发的疾病，其特征是血管腔狭窄或闭塞，进而导致心肌缺血、缺氧乃至坏死，最终导致心脏病。在临床实践中，多种成像技术如冠状动脉血管成像（冠状动脉 CTA）、冠状动脉造影、冠状动脉超声显像等在冠心病的诊断中发挥着重要作用。借助 AI 技术分析冠状动脉医学图像来辅助临床决策成为近年来重要的研究方向。AI 可基于冠状动脉影像自动识别和定量评估狭窄程度，并从影像中提取各种病变特征，包括狭窄的形态、位置、长度等，从而帮助医生更准确地评估病变的严重程度。此外，AI 可以实现对冠状动脉斑块的自动分析，识别和量化斑块的形态学特征（大小、形状、轮廓等）、组织成分（钙化程度、脂质含量和纤维化程度）和稳定性，从而辅助医生做出更准确的诊断和治疗决策。

4. 胸部 CT 诊断报告的自动生成及未来应用趋势　胸部 CT 报告的自动生成正在成为医学影像学领域的研究热点，特别是大模型问世后。胸部 CT 诊断报告的自动生成主要包括图像分析、图像 - 文本对齐、规范化报告生成等步骤，需要依赖于强大的 AI 技术。首先，自动化系统利用深度卷积神经网络对 CT 图像进行处理和分析，精准识别影像中的关键结构和异常变化，如肺结节、炎症、纤维化等。随后，系统将这些识别结果生成结构化文本数据，包括病灶的位置、大小、形态和密度等。基于上述检测结果，自然语言处理技术将其转换为符合医学报告书写规范的语言描述，最终输出完整的诊断报告。

这种自动生成技术不仅可以显著提升影像诊断的效率和准确性，还为智能医疗的发展开辟了新途径。未来，随着 AI 技术的持续进步和医学影像数据库的扩展，自动化系统将在以下方面发挥重要作用，全面提升医疗服务质量和效率：①辅助临床决策，自动生成的报告不仅包含常规的影像描述，还可以整合患者的病史、实验室检查结果等多源数据，提供更加全面的治疗建议。这将为医生在复杂病例决策过程中提供有力支持，提升临床决策的科学性。②个性化医疗和预防，自动化系统有望通过长期的影像数据积累和分析实现个性化医疗。系统可以根据不同患者的 CT 影像特征和历史数据预测疾病的发展趋势，如肺结节的恶化风险或其他潜在疾病的发生概率，从而辅助制订个性化的健康管理和预防策略。③跨机构协作与标准化，自动生成技术的发展将推动诊断报告的标准化和跨机构协作。不同医疗机构可以通过统一的诊断标准和共享的 AI 模型实现影像数据的互通和协作，提高影像诊断的一致性和可重复性，推进远程诊断和医疗资源的优质配置。

三、AI 在胸部疾病诊断中的挑战

尽管 AI 在胸部疾病诊断中已经取得一定的进展，但仍然面临着一些挑战。

1. 数据的异质性和高质量标注数据稀缺 数据的质和量对 AI 算法的准确性与稳定性有着重要影响，解决不同中心的数据异质性和增加高质量的标注数据有利于提升模型的性能与泛化能力。

2. 疾病类型复杂多样 由于胸部疾病的复杂性和多样性，AI 算法在不同病种、不同数据集上的表现可能会有很大差异。因此，如何提高算法的通用性和泛化能力是一个重要的挑战。

3. 数据隐私和安全 医学数据涉及患者隐私，传输和存储面临着安全风险，需要注意加强数据安全保护。

4. 模型可解释性 目前 AI 推理过程因其不透明性而被形象地称为"黑匣子"，这使得解释其诊断的依据和内在逻辑变得困难，这种不透明性可能会影响医生对诊断结果的信任和接受程度。

5. 模型的临床落地 AI 算法在研究中表现出独特的优势，但大规模的临床实践还需充分验证以确保其在不同医疗环境下的准确性和可靠性。

四、AI 在胸部疾病诊断中的展望

随着 AI 技术的不断发展和医学数据的积累，AI 在胸部疾病诊断中的应用前景十分广阔。未来，随着深度学习、自然语言处理等技术的不断突破，AI 将给胸部疾病的诊断和治疗带来更多的机遇与希望。

1. 多模态数据融合 将胸部影像数据（如 X 线、CT、MRI 等）和临床数据（如生物标志物、基因组数据等）进行融合，以获得更加全面的疾病信息。AI 算法能够从多模态数据中提取丰富的特征信息，有助于提高诊断的准确性和全面性。

2. 临床文本数据挖掘 除了医学影像数据，电子病历和电子医疗记录也存在大量信息未被充分利用。由于人工提取所需信息的过程耗费时间和精力，因此 AI 的应用变得至关重要。利用自然语言处理技术分析电子病历和电子医疗记录的文本数据，识别和提取与疾病相关的信息，如症状描述、疾病史、实验室检查结果等，并结合医学影像数据为医生提供辅助诊断和治疗建议，为医疗行业未来发展的方向之一。

3. 医学知识图谱 　自然语言处理技术可以通过将丰富的医学知识（包括医学文献、临床指南、病历数据、治疗方案等信息）进行结构化和关联用于构建医学知识图谱，这有助于医生更加全面地理解疾病的本质和发展过程。通过结合患者的临床数据和知识图谱中的医学知识，AI 可以推断患者可能罹患的疾病类型、病因、并发症等信息，为医生提供辅助诊断和治疗建议。

4. 个性化医疗 　通过大数据和先进的算法，AI 可以根据个体的基因组、生物标志物、临床数据等信息，为每位患者量身定制诊断、治疗方案和预防措施，以提高诊断的准确性，并改善治疗效果和预后。

5. 通用大模型 　是一种在大规模、多模态数据上进行训练的深度学习模型，具有较好的泛化能力和下游任务的适应性。在胸部疾病诊断中，通用大模型的应用前景十分广阔。通过训练海量的胸部医学文本数据、图像数据、基因数据等，可构建能够同时进行多个下游任务（如病变检出、分类、诊断、预后预测等）的大模型，为医生提供更全面的诊断支持。

（赵 伟）